JN102430

臨床論文

Journal Club Debut: Strategies for Efficient Reading

デビュー

抄読会"最短・最速"攻略術

|著| 辻本 哲郎

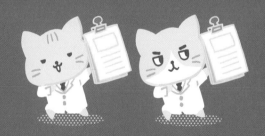

南江堂

はじめに

　本書を手にした研修医の皆さんは，これから抄読会で臨床論文を読むことになっている，もしくは何度か抄読会で臨床論文を読んだけどうまくいかなかった，など状況は様々かもしれません．多くの医師は研修医になってから抄読会ではじめて臨床論文を読みます．そして，はじめは例外なく誰もが苦労します．もちろん筆者も抄読会で苦しんだ一人ですが，身近にいる上級医だけでなく部長や教授でさえも基本的にはそのような時期を経験しているはずです．当然ですがいきなりスラスラ論文を読める人はいません．そもそも大学で臨床研究に関する授業を受けたことがある人は少ないと思いますし，臨床論文を読むための授業や講習などはまずなかったと思います．そして，残念ながら研修医になってからも臨床の現場でそれらをしっかりと学ぶ機会はありません．しかし，論文を読めないままでいいわけではありません．現在の診療はエビデンスに基づいて施行され，日々新しい臨床研究の結果が報告されています．日常診療をよりよいものにするために，われわれ医療者は臨床論文を読み，解釈し，知識をアップデートすることが必須の時代になっています．

　研修医として多忙な生活を送る中で抄読会が容赦なく回ってくるので，うまく対応できないと英語を和訳するだけで終わってしまいます．何か論文を読むためのコツはないものでしょうか？　苦しみながら論文を読み，多くの統計の本やネットの情報などを参考にしながら徐々に読めるようになっていく研修医がいる一方で，ポイントがつかめず論文を読む力がつかないまま月日だけが経過していく研修医もいます．また，臨床論文を深く精読するための書籍がたくさん出版されていますが，そのレベルにたどり着く前に挫折し，論文から離れてしまう人もたくさんいます．そのような状況を少しでも改善するため，本書は研修医が抄読会で臨床論文を読むにあたり最低限知っておきたいことを分かりやすく記載しました．そして，当時の自分を思い出し，またその後，研究者として多くの論文を読み書きしてきた経験を活かし，論文の読み方を簡潔にまとめました．研修医のときに臨床論文を読むコツをおさえ論文を読む力を高めておくと，専攻医・専門医と成長し臨床研究をする際にも必ず役に立ちます．本書が研修医の皆様の成長に少しでも貢献できれば大変嬉しく思います．

　2024年1月

虎の門病院分院 糖尿病内分泌科 部長

辻本哲郎

目　次

I　臨床論文の扉を開けよう

II　臨床論文を読んでみよう

III　研究結果を解釈し，発表しよう

登場人物紹介

指導医

研修医（男）

研修医（女）

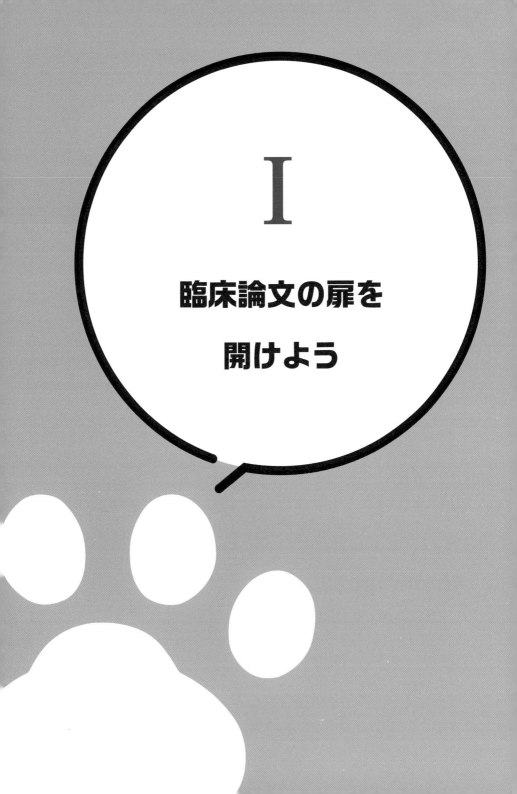

I

臨床論文の扉を

開けよう

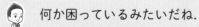

Q1 最初の臨床論文は どうやって選べばいいですか？

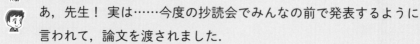

NEJM, The Lancet, JAMA など
トップジャーナルから選べば間違いない！

何か困っているみたいだね.

あ，先生！ 実は……今度の抄読会でみんなの前で発表するように言われて，論文を渡されました.

え～，論文渡されたならまだいいよ. 私なんて自分で選ぶところからだよ～. PubMed で調べるのは分かったけど，どの論文がいいかなんて分からないよ.

私も若いときにそんなことあったなぁ……. PubMed で必死に調べて選んだけど，読んで発表した後に「何でこんな論文選んだ」と怒られたことあります（笑）.

今研修しているのが糖尿病科だから，糖尿病に関する論文で興味があるものでいいって言われたけど，"diabetes" って PubMed に入れたらビックリするくらい論文がヒットして…….

どんな先生でも"論文をはじめて読むとき"は必ず苦労しますよ. まずはどんな論文を選んだらいいかを考えてみよう！

▌臨床論文の選び方は？

　抄読会は簡単に言うと医学論文をみんなで読み合う会のことです. 通常は抄読会の開催ごとに担当となった人が中心になってみんなで論文を読みます. では，論文はどうやって選べばいいでしょうか？ まずいきなり論文を選べる研修医はいないと思います. また，はじめからこの研究テーマに興味があるという研修医もほとんどいないと思います. 自分で論文を選ぶ作業は結構悩むところです.

　抄読会では読むべき論文を渡されることもあれば，自分で選ぶところからやらなければならないこともあります．論文を渡される場合，教育施設において経験年数の豊富な指導者から渡される論文は読む価値が高いものがほとんどだと思います．よほどのことがなければ，素直にその論文を読むことからはじめましょう．また，指導医によっては一緒に抄読会の論文を選んでくれるかもしれません．分からないことがあってもその指導医に聞けば，その都度アドバイスをもらえる可能性が高いです．

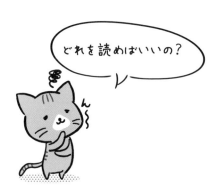

どれを読めばいいの？

▌トップジャーナルの論文は間違いない!?

　問題は自分で論文を選ばなければいけない場合ですよね．まず，PubMedやGoogle Scholarから自力で論文を検索するのは，慣れていないと難しいかもしれません．筆者も若い頃経験しましたが，そもそも専門用語もあまり知らない時期ですし，興味がある分野ならまだしも，興味のあまりない分野ではモチベーションも上がらず，また，論文を選んでも本当にこの論文でいいのか不安をかかえたまま読むことになります．もちろん指導医や相談できる先輩がいれば，アドバイスをもらいながら選べばいいと思いますが，時間的にもそんな恵まれた環境ばかりではありません．そして，苦労して検索して論文を選んでも，内容によってはダメと言われるパターンもあります．というわけで，まだ慣れていない時期に自分で論文を選ぶ際には，その分野で最も影響力のある，いわゆるトップジャーナルから論文を選ぶのをお勧めします（図1）．

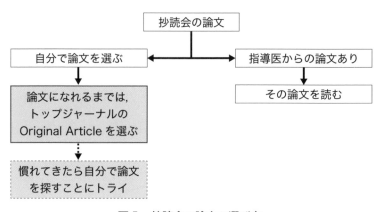

図1　抄読会の論文の選び方

　トップジャーナルはいつの時代も影響力の大きい研究を掲載していますので，そのインパクトファクター（☞ Column 2）に関わらず**トップジャーナルに掲載された論文は読む価値が高いものが多い**です．また，**トップジャーナルに掲載される論文は方法や結果，統計解析に至るまで複数人の厳格な査読をクリアして掲載**されているので，そういった点でも安心して読むことができます．統計の知識などがまだほとんどない時期は，ある程度そのような点が担保されていることは大事です．**具体的なジャーナルとしては『NEJM』『The Lancet』『JAMA』『The BMJ』といった総合誌（表1）か専門誌（☞巻末付録）のトップジャーナルがお勧め**です．特に総合誌のトップジャーナルは，内科系・外科系関係なく医師として知っておきたい内容の論文が多く掲載されています．ちなみに，The Lancet と JAMA からさらに専門的な内容に分かれたジャーナルも次々に登場しており，『The Lancet Infectious Disease』『JAMA Oncology』などは総合誌同様に厳格な査読をクリアして掲載されたものばかりなので，安心して選んで大丈夫です．ただし，『JAMA Network Open』といった名前に「Open」が付く，いわゆる「オープンアクセスジャーナル」は少し質にばらつきがあり，別物と考えておきましょう．また，専門誌も臨床系だけでなく基礎系の論文も取り扱うものもあるので選ぶ際には注意しましょう．最近は基礎系のジャーナルでもインパクトの強い臨床系の論文が掲載されることも出てきましたが，あえて最初から基礎系のジャーナルから抄読会用の論文を探すことは

表1 総合誌のトップジャーナル
QRコードから各ジャーナルのホームページリンク集に飛べます.

・**New England Journal of Medicine（NEJM）**：米国のマサチューセッツ内科外科学会によって発行され，医学雑誌のうちでは世界で最も長い歴史を誇り，最も影響を与えているジャーナルです.

・**The Lancet**：NEJM同様，世界で最も評価の高いジャーナルで，ロンドンを中心に複数の国に編集室があります. 2022年のインパクトファクターは202となり，NEJMの176を超えて世界一になっています. The Lancetからの専門誌も徐々に増えています.

・**JAMA**：米国医師会によって発行され，NEJMやThe Lancetと並び影響力の高いジャーナルです. The Lancet同様，JAMAからの専門誌も徐々に増えています.

・**The BMJ**：イギリスの医学雑誌で，上記のジャーナルに並ぶほど影響力が高くなってきています. BMJ groupからオープンアクセスジャーナルを含め複数の専門誌も生まれています.

＊内科系であればAnnals of Internal Medicine，JAMA Internal Medicineも可. 〇〇 Openなどのオープンアクセスジャーナルは別物なので注意.

ないと思います. また，分野をまたぐ研究もしばしばあります. 例えば，糖尿病関連のジャーナルに糖尿病患者における循環器疾患の治療を調査した研究が載ったりもします.

　抄読会では過去に扱われていない最新の論文がしばしば求められるため，トップジャーナルから選ぶ際にもできるだけ最近掲載された論文の中から選びましょう. もちろん興味がある研究分野があり，自分で論文を探して，以前に扱われていないものであればそれでも構いません.

　また，**論文を読むことに慣れ，自信がついてきたら自分で論文を探すことにトライ**してみましょう. 論文に慣れる頃には医師として目指す方向性みたいなものが見えてくる頃だと思いますし，興味がある分野や領域もそれなりに出てきていると思います.

ここはおさえて！

・抄読会の論文は，慣れるまでトップジャーナルに最近掲載された論文から選ぶ

・論文に慣れてきたら，自分で論文を探すことにトライする

▌論文なら何でもいい？

　論文と一言で言っても，実際には様々なタイプの論文がジャーナルには掲載されています（**表2**）．抄読会で最新の研究を考えるときにはOriginal Articleを扱います．Original Articleの本文の形式は基本的にIntroduction/Methods/Results/Discussionの4つに分かれ，全体の長さも3,000〜3,500 words程度あります．まずはこのOriginal Articleを読めるようにすることが一番大事です．Original Articleは必ずAbstract/Summaryがつき，PubMedでもそこまでは見ることができます．逆にPubMedで「No abstract available」と記載されているものは別のタイプの論文であり，抄読会の対象外と考えましょう．ちなみに筆者は抄読会でResearch Letterを選んで怒られたことがあります（笑）．

　また，お勧めするトップジャーナルから論文をいくつかピックアップしたうえで，**一番興味がある論文を選びましょう**．何でもそうですが，興味がある内容かどうかは論文を読み進めるうえでも非常に重要な要素です．時間も限られていると思いますので，**読むか読まないかはTitleとAbstractの内容でざっくり判断**しましょう．そもそもその分野には興味がなくても，抄読会でどうしても論文を読まなければいけないということもあるかもしれませんが，少しでも興味がわく論文を選ぶことでそこは耐えましょう．

　読んだ後で，この論文もう誰か読んだよ，といったことが分かったらつらすぎますよね……．**論文を選んだら，全文を読む前に指導医か上級医に必ずチェックしてもらいましょう**．一緒に選ぶ時間はなくても，読んでよい論文かどうかのチェック程度は問題なくやってもらえると思います．全文をプリントアウトして持っていく必要はなく，読むかどうかを決める段階ではTitleとAbstractで判断してもらってよいと思います．

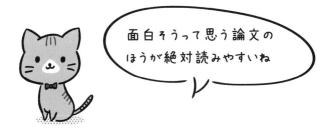

面白そうって思う論文の
ほうが絶対読みやすいね

表2　主な論文の種類

・**Original Article**：日本語では原著論文といいます．最新の治療法や病態の解明などを研究した結果を発表したものです．Research Articles, Investigation, Original Paper などジャーナルによって多少呼び方が変わります．抄読会では主にこのタイプの論文を扱います．

・**Meta-analysis**：複数の研究結果を統合して解析したものです．元の1つ1つの臨床論文を理解できるようになってからでないと批判的な吟味も難しく，結局よく分からないで終わってしまいます．まずは一般的な Original Article を読めるようになってから読みましょう．

・**Review**：Original Article のように1つの研究課題を検証するようなものではなく，専門家が今までの研究結果をまとめたものです．Review を読むとその疾患や治療の現状だけでなく課題なども分かり，勉強になります．

・**Letter**（Comment, Correspondence）：ある Original Article への批評・問題点などを報告したものです．また，Research Letter で研究発表することもあります．

・**Editorial**：重要な研究などに対し見解などを論じたもので，その研究を取り巻く現状がよく分かります．

・**Perspective**：ある研究分野や疾患などの現状と課題などを重点的に論述したものです．

・**Guideline**：学会が中心となり今までの研究結果を参考に診断や治療方針などをまとめたものです．数年に一度改訂されますが，作成にもそれなりに時間がかかるので新しい研究結果が反映されづらいです．

・**Case Report**：疾患の病態や診断/治療を考えるうえで貴重な症例を報告したものです．

ここはおさえて！

論文は候補の Original Article の中から最も興味があるものを選ぶ

▌論文はどうやって手に入れる？

　ジャーナルのホームページで論文を見つけたり，慣れてきて PubMed で読みたい論文を見つけたりしたら，次にその論文の全文を入手する必要があります．その論文を全文読めるかどうか，PDF でダウンロードできるかどうかに関しては，所属機関がそのジャーナルや出版社と契約しているかどうかによって異なります．総合誌や専門誌のトップジャーナルに関しては，多くの教育機関で契約されていることが多く，まず間違いなく全文を入手することが可能だと思います．また，中には契約されていなくても無料で全文を読めるようになっている論文もあります．

　論文を選ぶ段階までは自分のパソコンやスマホなどでもできますが，実際に論文を入手するためには，所属施設の図書館などでアクセス可能になっているパソコンを経由する必要があります．論文を選ぶ段階からそのようなパソコンでやれば手間が省けますね．図書館などでプリントアウトして紙で全文を入手するより，PDF で入手して自分のパソコンで読めるようにするほうが，分からない用語の検索やプレゼンテーション用の原稿の作成などもしやすくなるのでお勧めです．

まとめ

・慣れるまでは総合誌や専門誌のトップジャーナルから論文を探す
　＊巻末にお勧めのジャーナル一覧あり（QR コード付き）

・Title と Abstract から判断し，比較的新しく一番興味がある
　Original Article を選ぶ

・読む論文が決まったら PDF で入手し，自分のパソコンで読める
　ようにする

Column 1

文献検索は難しい!?

　自分で論文を探す場合，PubMed や Google Scholar の検索画面で専門用語を入れて，ヒットする論文の中から選びます．**PubMed や Google Scholar などでの論文の検索方法はネット上にもたくさんありますので，論文に慣れてきたらぜひ一度検索方法をチェックしてみましょう**．臨床の現場で直面した問題を解決するためには，積極的に論文を探しあてる作業が必要になります．また，学会発表をするときや臨床研究をはじめるときにも，今までに報告されてきた研究結果を調べる必要があります．このように研修医から専攻医になるにつれて，教科書ではなく論文で調べなければいけない場面が増えていきます．

　ただし，**まだ論文が読めない状態で論文を探すことは容易ではありません**．はじめのうちは自力で論文を探すことは，時間だけがただただむなしく過ぎる可能性が高いです．検索で無数に論文がヒットしたままでは，どれだけ時間があっても足りません．また，ある程度ヒットする論文を絞ることができても，どの論文を読めばいいかには，Abstract やときに論文の中身を素早くチェックして必要な論文をピックアップできるようになっておく必要があります．**論文を自分で探す前に論文をある程度は読めるようになっておく必要があります**．研修医のときは焦らずにまずは目の前の論文を一つひとつ丁寧に読むトレーニングから開始しましょう．もしかしたら将来的には AI の更なる活用で論文の検索方法も変わってくるかもしれませんね．

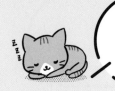

Column 2

インパクトファクター

　ジャーナルの影響力を示す指標としてインパクトファクター（IF）があります．一般的に IF は総合誌や循環器，がんを扱う専門誌が高い傾向にあります．ただし，分野を越えてジャーナルの優劣を IF で比べることはできないのでその点は注意してください．

　あるジャーナルの X 年の IF は，「（X-1）年と（X-2）年にそのジャーナルが掲載した論文数」を分母に，「（X-1）年と（X-2）年に掲載された全ての論文が X 年に引用された回数」を分子にして計算されます．

例：2023 年のインパクトファクターの計算式

$$\text{2023 年の} \atop \text{インパクトファクター} = \frac{\text{2021 年と 2022 年の掲載論文が 2023 年に引用された回数}}{\text{2021 年と 2022 年の掲載論文数}}$$

　2020 年以降，新型コロナウイルス感染症（COVID-19）に関連した論文が物凄い勢いで掲載・引用されていることもあり，関連するジャーナルの IF が跳ね上がっています．IF は株のようなもので，状況によって大きく動きます．そのスコアに一喜一憂しなくてもいいと思いますが，影響力のある論文を探す際には参考となる指標です．

介入研究と観察研究があり，
まずはこの2つの違いを理解しよう！

> 何だか論文を見ると，論文の数だけ研究の方法がある感じがしますね．

> 分かる！ 研究ごとに記載されている方法が違うから，臨床研究って何か果てしなく複雑な感じがします．

> 研究の方法が無数にあるように見えてしまうと，論文を読む前から不安になるかもしれませんね． でも，実はそれほど複雑ではないんですよ．

> そうなんですか!?

> もちろん様々な統計手法があることからも臨床研究の奥が深いのは事実です． ただし，最初から全ての研究方法に精通する必要はありません．

> ちょっと安心しました．

> まずは代表的な研究方法をおさえて，細かいことは論文を読みながら勉強していきましょう．

▌臨床研究について

　まず**臨床研究は介入研究と観察研究の2つに大別**されることから理解しましょう． **介入研究には，研究者が特定の薬や治療法を割り付けるなどの何らかの「介入（intervention）」が入ります**． 一方，**観察研究は収集した情報をそのまま記述したり関連性などを解析したりするもので，主に観察するだけで情報収集が中心**になります． 観察研究では何か注目する因子があっても，介入ではなく**「曝露（exposure）」**という言葉を使います． 介入研究と観察研究には

それぞれいろいろな研究のやり方（研究デザイン）があります（**表1**）.

表1　臨床研究における主な研究デザインについて

介入研究	ランダム化比較試験，非ランダム化比較試験など
観察研究	コホートスタディ，ケース・コントロールスタディ，横断研究など

▌介入研究

① ランダム化比較試験 [Randomized Controlled Trial（RCT）；図1]

　介入研究の代表的なもので，トップジャーナルに掲載される論文もこの研究デザインであることが結構多いです．詳細は後で記載しますが，対象者をランダムに割り付けるのが特徴で，治療の効果などを検証するときに最適な研究デザインです．例えば，ある薬Xを使用する群と使用しない群で割り付けて，その後の心血管疾患の発症リスクが変化するか検証するときなどに用いられます．

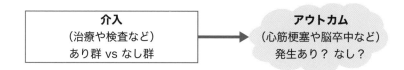

図1　ランダム化比較試験

▌観察研究

① コホートスタディ（Cohort Study）

　ある因子とその後のアウトカム発生との関連を調べるための研究です．例えば，糖尿病がある人とない人で心筋梗塞の発症に違いがあるか，薬Xを使用している人と使用していない人を観察してその後の脳卒中の発症に違いがあるか，などの調査に用いられます．そして，「曝露なし群」と比べたときの「曝露あり群」のアウトカム発生に対するハザード比（hazard ratio）などを算出します．このデザインもしばしばトップジャーナルに掲載される研究で使われています．

　また，コホートスタディには細かく分けると「前向きコホートスタディ」と「後ろ向きコホートスタディ」があり，どちらもベースラインから時間を追って対象者のその後をフォローしていきます．実際にトップジャーナルに掲載されているコホートスタディの多くが前向きコホートスタディです．

a．前向きコホートスタディ（Prospective Cohort Study；図2）
　フォロー開始時点ではアウトカム発生について分からない状況であり，経過を追跡することでアウトカム発生を調査していきます．

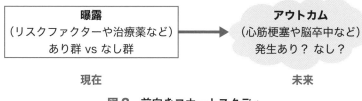

図2　前向きコホートスタディ

b．後ろ向きコホートスタディ（Retrospective Cohort Study；図3）
　フォロー開始時点ですでに曝露因子を含めたベースラインの情報もアウトカム発生の情報も存在しています．結果がある程度分かったうえで研究されている部分もあり，前向きコホートスタディよりもエビデンスレベルは低下します．

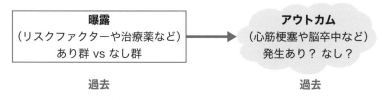

図3　後ろ向きコホートスタディ

② ケース・コントロールスタディ (Case Control Study；図4)

　ケース・コントロールスタディでは**特定のイベントを発生した人（ケース）と発生しなかった人（コントロール）を抽出し，様々な因子の曝露状況について比較**します．最初にイベントあり群（ケース）となし群（コントロール）に分けて，どのような因子がイベントと関連しているかを評価するため，コホート研究と時間軸が逆になります．

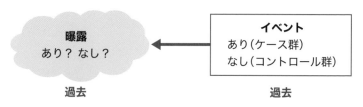

図4　ケース・コントロールスタディ

③ 横断研究 (Cross Sectional Study；図5)

　横断研究は**ある時点の曝露（リスクファクターなど）のあり・なしで疾患の有病率の違いなどについて評価**するものです．時間を追って対象者をフォローしないため，曝露因子と疾患のどちらが先行していたかなど時間的順序を示すことが困難であり，**因果関係について評価することはできません**．

アウトカム

曝露		あり	なし
	あり		
	なし		

現在

図5　横断研究

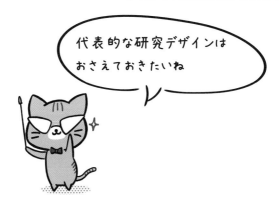

代表的な研究デザインは
おさえておきたいね

まとめ

・臨床研究は介入研究と観察研究の2つに大別される

・研究デザインとしては，介入研究ではランダム化比較試験，観察研究ではコホートスタディ，ケース・コントロールスタディ，横断研究が代表的デザイン

Q3 研究デザインは どうやって使い分けているのですか？

実は研究の目的ごとに
最適な研究デザインは決まっています

 いろいろな研究デザインがありましたけど何でですか？

 いい質問ですね．実は研究の目的ごとに最適なデザインは決まっているんですよ．

 そうなんですか!?

 最初に仮説を立てて，それを最適な研究デザインで検証するのが臨床研究なんです．

 うーん……さっそく難しそうな話が出てきたような……．

 まずは知らなきゃはじまりません．研究デザインの違いのポイントについて見ていきましょう！

研究デザインはどうやって決まる？

　最初に実際に研究が開始されてからジャーナルに論文が掲載されるまでを見てみましょう（**図1**）．仮説を立ててから論文がアクセプトされるまで数ヵ月から数年はかかります．

　まず研究の目的，細かく言うとリサーチクエスチョン（研究課題）を考えます．リサーチクエスチョンの例としては「肥満はがんと関係するか？」とか「糖尿病患者に対し運動負荷心電図を施行することは有効か？」といったもので，研究を開始するうえで最初に必要な核となる部分です．**臨床研究では，まずそのような仮説を立て，それを検証するための研究デザインを考えます．そして，その際の研究デザインは何でもよいわけではなく，研究の目的によってある程度決まっています．**厳密には使えるデータや研究環境も研究デザインの選択に影響を与えますが，推奨される研究デザインは結構絞られます（**表1**）．

仮説を立てる（研究目的，リサーチクエスチョンを考える）

↓

使えるデータや研究環境を考慮して，適切な研究デザインを選ぶ

↓

対象や収集項目をまとめ，プロトコール（研究計画書）を作成する

↓

倫理審査委員会への申請・承認

↓

実際にデータを収集・解析し，研究結果をまとめる

↓

論文を作成し，ジャーナルに投稿する

↓

エディターや外部のレビューワーが査読し評価する

↓

アクセプト，論文掲載！

（投稿後にリジェクトなら別のジャーナルに投稿）

図1　研究開始から論文掲載までの流れ

表1　主な研究目的と推奨される研究デザイン

治療や検査などの有効性について調査	ランダム化比較試験，コホートスタディ
リスクファクターや病因について調査	コホートスタディ，ケース・コントロールスタディ
感度・特異度について調査	横断研究
診断・予測モデルについての調査	コホートスタディ，ケース・コントロールスタディ
有病率や割合について調査（記述研究）	横断研究，ケースシリーズ＊ ＊ケースシリーズ：特定の疾患や治療などを有する患者を集め調査する研究

ここはおさえて！

・臨床研究は仮説を立て，それを検証することで結論を導く

・研究デザインは研究の目的によってある程度決まっている

いつも大体セットだね〜

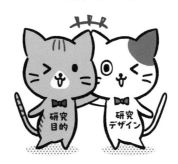

▌まずはランダム化比較試験とコホートスタディをおさえよう

　いろいろな研究デザインがありますが，ジャーナルに掲載される Original Article において，「治療や検査など（ワクチン, 指導・教育など含む）の有効性」と「リスクファクターや病因」に関する研究が非常に多いです．つまり，研究デザインの点では，介入研究ではランダム化比較試験，観察研究ではコホートスタディが非常に多いということになります．診療に影響を与える重要な論文はこれらの研究デザインであることが多く，特にこの2つの特徴とその違いはおさえておきましょう．詳細は後述しますが，最初に読む論文としてはどちらかというとランダム化比較試験のほうが読みやすく，コホートスタディでは統計学的な知識がある程度求められます．

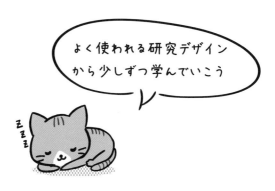

よく使われる研究デザインから少しずつ学んでいこう

ここはおさえて！

- 「治療や検査などの有効性」と「リスクファクターや病因」に
  関する研究が非常に多い

- 研究デザインの点ではランダム化比較試験とコホートスタディ
  が非常に多い

- 研究の目的ごとに適切な研究デザインが決まっている

- 有効性やリスクファクターに関する研究は非常に多く，研究デザ
  インとしてはランダム化比較試験やコホートスタディがしばしば
  使われる

「比較」や「調整」の意味がだいたい分かったら,
とりあえず論文を読みはじめてみましょう

> 統計解析って本当に難しいですね.意味が分からなすぎてクラクラします.

> 統計の勉強なんてしてこなかったなぁ.いや,そもそも学生時代は統計以外もあまり勉強しなかったか…….

> 統計解析はみんな苦手で,はじめからスラスラ読める人はほとんどいないですよ.学年が進んでもよく分からない統計解析に遭遇することも結構あります.

> えっ,そうなんですか!

> それくらい統計解析は奥が深いんですよ.ただし,臨床医でも最低限知っておいたほうがよい点はありますので,基本からみていきましょう.

▌統計解析の理解は1日にして成らず

　臨床研究で用いる統計学は結果を客観的に評価し,日常診療に活かすためのツールです.統計解析について,はじめのうちは得体の知れない複雑な用語が並んでいるような印象を受けるかもしれません.そして,記載される統計解析の全部を短期間で理解するのは難しいと思います.多くの方は今まで生物統計などを学ぶ機会などなく,いきなり論文で統計解析に出会っているはずです.研修医になって突然読めるようになるわけはなく,**統計が分からないのは当たり前です**.本格的に統計解析について理解するのは,自分で臨床研究をやってからのようにも思います.ちなみに筆者もいまだに「なんだこの方法は?」という統計解析に遭遇することがありますし,統計の専門家でなければ知らない

こともいっぱいあります.

　はじめのうちは，「**主要なジャーナルに掲載されている論文では，仮説を検証するための最適な統計解析が施行され，結果が提示されている**」と割り切ってもいいと思います. 実際に，論文は投稿されてからジャーナルに掲載されるまで，その解析方法含めて複数の専門家に厳しくチェックされています. 特に，お勧めした総合誌や専門誌のトップジャーナルでは統計の専門家のチェックもしっかり入ってから掲載されていることが多いです. まずは慌てずに基本をおさえ，少しずつ統計解析の知識を増やして自力で読める論文を増やしていきましょう.

　論文を読みやすくするポイントとして

- **なぜ「比較」するのか？**
- **なぜ「調整」するのか？**

の2つをまずは大まかに理解しておきましょう. この2つを理解するだけでも論文の理解が飛躍的に深まります.

ここはおさえて！

- はじめのうちは，最適な統計解析が施行され結果が提示されていると割り切るのも大事

- 臨床研究における「比較」や「調整」の意味を理解するのが最初のポイント

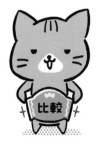

▌「比較」することの重要性

　研究の内容にもよりますが，**何かを評価するためには他の何かと「比較」する必要**があります．多くの研究においてこの「比較」するということが重要なポイントになります．なぜかというと**「比較」しないと客観的に良し悪しが語れない**からです．例えば，単純に薬Xを使った人の肺炎での入院期間が5日間で短かったと主張しても，対象者の選び方や肺炎の重症度などによっても入院期間は変動しますし，もしかしたら薬Yを使っても入院期間は5日で変わらなかったかもしれません．薬Xだけで語っても何も分かりません．**他と「比較」して，「比」や「差」を検証することではじめて評価できます**．前述の例で言うと，薬Xが肺炎の治療に有効なのかという仮説を検証するためには，薬Xを使う患者と薬Xを使わない患者（もしくは薬Yを使う患者など）で比較します．「比較」する方法にもいろいろな統計解析があるので独特な難しさが生じますが，**本質は「比較」すること**です．

　臨床研究では相対的に少なくなりますが，「比較」のない研究もあります．疾患や医療の状況をそのまま記述する記述研究，感度・特異度を調べる研究，診断や予測モデルに関する研究などが該当します．記述研究は疾患の割合などをありのままを記述するのであまり複雑な解析はありませんし，その他の研究も少し特殊な方法になります（☞ Column 3）．

ここはおさえて！

> 「比較」しないと客観的に良し悪しを語れない

比較しないとわからない

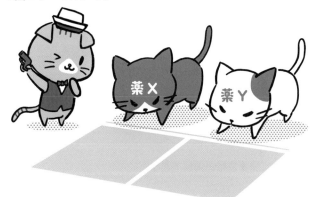

患者背景が違うと何が困るの？

　治療の有効性を評価する研究は非常に多いので，介入研究におけるランダム化比較試験と観察研究におけるコホートスタディの2つの代表的な研究デザインがどう違うのかをまずは知っておきましょう（**図1**）．**ポイントの1つが患者背景の違い**です．論文上ではフォローアップ開始時点の患者背景は baseline characteristics と呼ばれる部分です．ランダム化比較試験では対象者をランダムに介入あり群となし群に割り付けてフォローアップしていくため，両群の患者背景は同じになっています（絶対ではありませんが，まずは違いがないと割り切って考えましょう）．患者背景が同じというのは，年齢や性別，糖尿病をもっている割合とかが統計学的に違いがないという意味です．**患者背景が同じ状態なので統計解析で背景を「調整」する必要はなく，違うのはあくまで介入（治療）の有無だけ**です．ランダム化比較試験は治療などの介入効果を評価するのにもってこいの研究デザインですね．

　一方，コホートスタディでは観察するだけであり，曝露の有無をこちらから意識して割り付けることはできません．あくまで曝露があったのかなかったのかで対象者を分けることになるため，**両群で患者背景はかなり異なる状態**になっています．曝露の有無だけでなく患者背景が両群で異なるとアウトカムの違いが結局何に起因するのか分かりません．これはコホートスタディだけでなくケース・コントロールスタディなどその他の観察研究でも言えることです．

ランダム化比較試験（患者背景が両群で同じ）

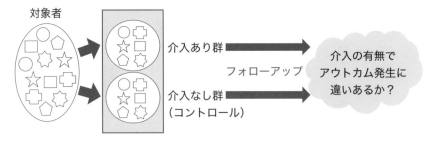

コホートスタディ（患者背景が両群で異なる）

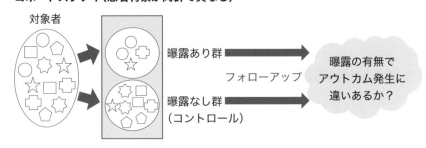

図1 ランダム化比較試験とコホートスタディ

基本的に何かを「比較」する際の曝露群と非曝露群の患者背景は異なっていて，結果に影響を与える因子を「調整」する必要があります．

■観察研究では「調整」がつきもの

　もう少し具体的な例を挙げてみます．例えばコホートスタディで，単純に薬Xを使った群が使わなかった群と比べて心筋梗塞の発症リスクが低かったとします．患者背景をみて，薬Xを使っている群で肥満や糖尿病の割合が少なかったらどうでしょうか？もしかしたら薬Xを使ったからではなく，肥満や糖尿病の割合が少なかったことが心筋梗塞の発症が少なかった要因かもしれませんよね．曝露因子（薬X）とアウトカムとの関係を調べるためには，結果に影響を与える患者背景の違い（肥満や糖尿病など）を統計学的手法で「調整」する必要があるのです．

治療や検査などの有効性についての研究だけでなく，リスクファクターや病因についての研究でも影響を与える因子の「調整」が必要になります．このように観察研究では注目する因子とアウトカムとの関係を知りたいときに，しばしば「調整」が必要となります．また，介入研究であっても非ランダム化比較試験では患者背景が異なるため「調整」が必要です．まずは「調整」することでその因子の影響が取り除かれ，知りたい効果や真の関係性が明らかになると覚えておきましょう．

ここはおさえて！

- 治療や検査などの有効性を調査する観察研究では曝露の有無で患者背景が異なり，患者背景の「調整」が必要

- リスクファクターや病因を調査する観察研究でも影響を与える因子の「調整」が必要

- 「調整」することでその因子の影響が取り除かれ，知りたい真の効果や関係性が明らかになる

両群でキャラクターが全く違うねー

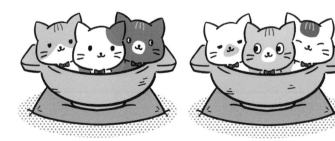

■できる限り全ての因子で「調整」する？

　例えばリスクファクターや病因についての研究において，できる限り全ての因子で「調整」すればよいでしょうか？ 生まれたときの体重とか髪毛の長さとか，実際に両群で違う因子を挙げるとキリがありませんよね．因子が無限にある以上，全ての因子で「調整」することは現実的にも不可能です．では何を「調整」するのかというと**交絡因子**です．交絡因子について簡単に説明すると，ある曝露Xとアウトカム発生との関連を評価する際に，**曝露Xと関連し，アウトカムにも影響を与える因子Aが存在する場合，その因子Aのことを交絡因子**と呼びます（**図2**）．ただし，この因子Aが「曝露Xとアウトカムの間にある**中間因子でない**」という条件があります．中間因子とは曝露Xとアウトカムの間に位置する因子のことです［例：曝露X（飲酒）→中間因子（アルコール性脂肪肝）→アウトカム（アルコール性肝硬変）］．

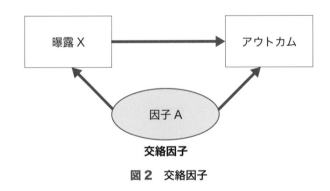

図2　交絡因子

　具体的に飲酒（曝露X）と肺癌（アウトカム）との関連を調べる研究を例に挙げてみましょう．飲酒する人としない人の2群で患者背景は異なり，飲酒する人はしない人に比べて喫煙（因子A）の割合が多いことも結構あります．たとえ飲酒が一見肺癌を増やすような結果になったとしても，実は喫煙が交絡因子として存在して影響を与えていたということが起こりえます．交絡因子を調整することでようやく飲酒と肺癌との本当の関連が明らかになります．

　このように結果を評価する際には，**全ての因子を「調整」するのではなく交絡因子を「調整」**します．ランダム化比較試験は未知・未測の因子を含め交絡

因子の影響を最小限にできている研究デザインなので，基本的に「調整」は不要です．また，実際にどの因子で「調整」すべきかについては既存の研究結果などから判断されていることが多く，研究に慣れてくると「調整」すべき因子がある程度分かってきます．交絡因子なのか悩ましい因子も「調整」に加えられていることもありますが，潜在的な意味も含めて交絡があると考えられる因子で「調整」されることも多いです．論文上では明確にこれを交絡因子と考えましたと書かれることはなく，「因子 A，B，C…で調整した」とだけ記載されることがほとんどです．

　ただし，そもそも何が関連する因子かよく分からない中で調査する研究もあります．例えば，比較的最近では COVID-19 というまだ得体の知れない疾患の重症化に関与する因子を調査した研究などが代表的です．どうも年齢が高いと重症化しやすい，肥満の人や糖尿病患者では COVID-19 で死亡する人が多い，といった交絡のありなしに関わらず何か関連がありそうな因子を統計モデルに入れて関連の有無を調査することもあります．

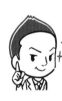

ここはおさえて！

・交絡因子とは注目している曝露因子と関連し，アウトカムに影響を与える因子のこと（曝露因子とアウトカムの中間因子ではないという条件あり）

・観察研究ではしばしば交絡因子の「調整」が必要

単変量解析と多変量解析について

　交絡因子などを「調整」するための解析方法についても少しだけ触れておきます．このあたりの詳細は統計の本を参考にしていただければと思いますが，簡単に概要だけおさえておきましょう．臨床研究において注目している因子(例えば，薬 X)とアウトカム（例えば，心筋梗塞）との関連を調べるときにしばしば回帰分析とよばれる 1 つの数学的なモデルを使います．ここは難しくとらえず，そんな数学的モデルがあるんだ程度で大丈夫です．回帰分析には，因

子1つとアウトカムとの関係を解析した単変量解析（例えば，薬Xという1つの因子と心筋梗塞との関係を解析したもの），**複数の因子とアウトカムとの関係を解析した多変量解析**（例えば，薬Xだけでなく，年齢，性別…といった2つ以上の因子と心筋梗塞との関係を解析したもの）があります．通常，観察研究においては交絡因子が複数あることが多く，注目している因子（薬X）だけでなく，複数の交絡因子（年齢，性別…）もこの回帰モデルに同時に投入し交絡因子の影響を「調整」したうえで，**注目している因子（薬X）とアウトカム（心筋梗塞）との関連を調べます**．論文上では多変量解析は multivariable ～ analysis，multivariate ～ analysis といった用語でしばしば登場します．**観察研究では多変量解析をしている研究がほとんど**です（**表1**）．特に前述のように**患者背景の違いを「調整」するときやリスクファクターとアウトカムとの関係を調べる研究**で多変量解析を用います．

表1　多変量解析を用いる主な観察研究

- 治療や検査などの有効性を調査する研究（患者背景の違いを「調整」）

- リスクファクターや病因とアウトカムとの関係を調査する研究

- 診断・予後予測のモデルを探求する研究

ここはおさえて！

観察研究では多変量解析をしている研究がほとんど

▌プロペンシティスコア（傾向スコア）によるマッチング

　観察研究において，患者背景の違いを「調整」する方法の1つにプロペンシティスコアでマッチングさせる方法があります．詳細は知らなくてもいいですが，プロペンシティスコアを用いて患者背景をマッチさせて**擬似ランダム化させる方法**も多くの論文で使用されています．プロペンシティスコアを用いた

マッチングは有用な統計手法の１つですが，**あくまでマッチングに使用した因子に関してだけ背景の違いがなくなるだけであり，使用しなかった背景因子はマッチしたわけではない**ので，ランダム化比較試験と同様にはいきません．

ここはおさえて！

観察研究では，プロペンシティスコアを用いて患者背景の違いを「調整」する擬似ランダム化させる方法がある

▌観察研究の限界について知っておく

観察研究において交絡因子で「調整」しているのであれば完璧と思うかもしれませんが，残念ながらそこまでは言えません．年齢，性別，併存疾患といったよく知られた因子だけでなく，影響を与えうる何らかの因子（例えば，データにはない健康志向が強いといった性格など）が存在する可能性もあります．また，集めるべきであった因子が実際には測定できていなかったということも起こりえます．**観察研究では未知や未測定の因子を「調整」することはできません**．もちろんできる限り交絡因子を「調整」して可能な限り真の結果に近づくように対応されていますが，どうしても限界があります．プロペンシティスコアで擬似ランダム化しても同様です．

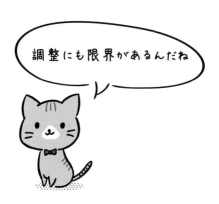

調整にも限界があるんだね

　以上，少し細かい部分もお話しましたが，最初のうちは分からないのが普通です．前述のように最初のうちは，**主要なジャーナルに掲載されている論文では最適な統計解析が施行されていると割り切ってしまってもいい**と思います．

- 「比較」し比や差を検証しないと，結果の良し悪しを客観的に評価できない

- 観察研究では，結果に影響を与える交絡因子での「調整」が必要

- 有効性やリスクファクターを調べる観察研究は非常に多く，多変量解析を用いて交絡因子を「調整」する場面にしばしば遭遇する

- はじめのうちは，結論を導くための最適な統計解析が施行されていると割り切るのも大事

Column 3

「感度・特異度」「診断・予測モデル」「有病率・割合」についての研究

　これらの研究ももちろん重要な研究ですが，論文で読む機会が相対的に少ないことなどから本書では簡単に触れるだけにします．

「感度・特異度」についての研究（例えば，腫瘍マーカーとがん診断など）

　この研究では疾患の可能性が高まる値（カットオフ値）を考えます．カットオフ値によっては感度が高くなったり，特異度が高くなったりします．感度・特異度を簡単に言うと，「感度が高い＝見落としが少ない」「特異度が高い＝過剰診断が少ない」です．感度を上げようとすると特異度が下がり（見落としは減るけど過剰診断が増える），特異度を上げようとすると感度が下がる（過剰診断は減るものの見落としが増える）のでバランスのとれた最適なカットオフ値を求められます．通常，このカットオフ値は ROC 曲線に基づいて設定され，ROC 曲線の曲線下面積（area under the curve：AUC）が 1 に近いほど感度・特異度が総合的に優れていると評価します．

「診断・予測モデル」についての研究（例えば，COVID-19 の予後予測スコアの研究など）

　この研究では診断や予測モデルを考えます．COVID-19 では肥満，糖尿病といった因子が重症化に関連しますが，いろいろな因子を組み合わせて予測性能の高いモデルを目指します．診断・予測モデルの因子は直接病態に関与していなくても大丈夫です．各因子のスコアや合計のスコアを設定するなど他の研究にはない解析が入ります．また，実際に作ったモデルが他のデータや集団でも同様に十分な診断・予測性能を持っているかどうかの検証も重要です．

「有病率・割合」についての研究（例えば，神奈川県における糖尿病の罹患率など）

　この研究は記述研究と呼ばれるもので，そのまま計算で有病率・割合を出すことが中心になるので，困ることはあまりないかもしれません．

Q5 英語が苦手な私は 論文を読むことができませんか？

英語そのものは関係ない⁉
和訳するだけなら一瞬です！

 臨床研究が大まかに分かってきました．

 でも，英語なんですよね……．論文の英語って普通の英文よりさらに難しそう．

 逆です．大学受験に出てくる英文のほうがよっぽど難しいですよ．

 そうなんですか！

 実はそうなんです．論文が読みやすくなるような有用なツールもありますので一緒に見てみましょう．

■論文の英語は難しい？

　論文は何となく難しい英文で書かれているように見えるかもしれませんが，実はそうではありません．そもそも論文を書いている著者も英語を母国語としているネイティブばかりではありません．ヨーロッパ，中国，日本といった英語を母国語としない国の著者からも論文はいっぱい発表されています．そして，論文がジャーナルに掲載される前には外部の専門家の査読（レビュー）が入りますが，その査読者も英語を母国語としない専門家であることが多々あります．論文を読む人も同様です．

　論文の内容は相手に伝わり，診療やその後の研究に役に立ってはじめて有意義なものになります．そのため論文の英語は複雑な構文をとることはまずなく，**英文そのものは非常に分かりやすい**です．**専門用語や統計用語が入ることで難しそうに見える**だけです．専門用語や統計用語には慣れが必要なのは確かで，たとえ日本語の論文だったとしても専門用語が多いと難しく感じるはずです．また，専門医になり自分の専門分野の論文はスラスラ読めるようになっても，

32

違う分野の論文は読みにくいものです.

ここはおさえて！

論文の英文は非常に分かりやすい

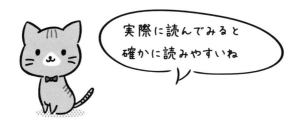

実際に読んでみると
確かに読みやすいね

▌何で論文が読めない？

　英語力が問題で論文を読めないということは実際にはあまりないと思います. どちらかというと, **どこに何が書かれてあるかといった論文の独特な構造を知らないこと, 統計学的な知識が不足していること**が原因だと考えられます. また, **専門領域の医学知識（臨床・研究背景や専門用語に関する知識など）が圧倒的に不足していること**も影響していると思います. 研修医のときにそれら全てを克服することは難しいですが, 論文が少しでも読みやすくなるように, 「論文の独特な構造」と「統計学的な知識」については本書などを利用し,「専門領域の知識」については研究期間中にその分野を徹底的に勉強することで克服しましょう.

論文が読めない原因と対策

・論文の独特な構造を知らない
・統計学的な知識が不足している
⇒まずは本書を読んで効率よくカバー！

・専門領域の医学知識（研究の背景や専門用語など）が圧倒的に不足している
　⇒ローテーション期間中に一生懸命勉強！

ここはおさえて！

論文が読めないのは英語のせいではなく，論文の独特な構造を知らないことや統計学や専門領域の知識が不足していることが原因

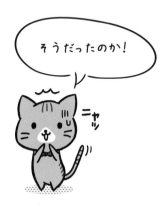

そうだったのか！

ニャッ

■ そうは言っても英語が……

　英語が極端に苦手という人もいると思いますので，少しお役に立つツールをご紹介します．よく知られた Google 翻訳もそれなりに便利なのですでにいろいろな場面で使っている方も多いように思いますが，筆者が一番お勧めするものは「DeepL 翻訳（https://www.deepl.com/translator）」です（**図 1**）．DeepL 翻訳とは何かというと，2017 年 8 月 28 日にサービスを開始した「無料」の翻訳ソフトで，誰でもパソコンにダウンロードできます．有料のサービスもありますが，抄

読会での活用においては無料のサービスで十分です．**DeepL 翻訳は最先端のAI 技術を用いて翻訳精度を高めている**ようで，そのレベルの高さに翻訳ソフトもここまで来たかと驚かされます．ただし，翻訳された日本語を見て「？？」となってしまう場合も少なくはありませんので注意は必要です．

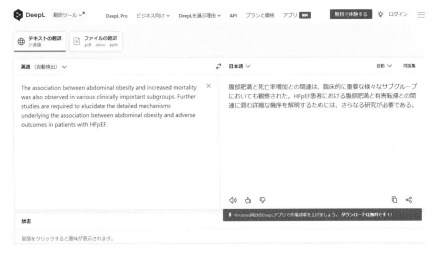

図1　DeepL 翻訳

［https://www.deepl.com/translator より引用］

■ ちょっとひと手間かけるがポイント

DeepL 翻訳のポテンシャルが凄いのは間違いないのですが，最大限にその恩恵を授かるために，ちょっとひと手間かけることをお勧めします．DeepL 翻訳は訳したい部分をコピペすることで自動で瞬時に翻訳できますが，**論文の文章をそのまま PDF から DeepL 翻訳にコピペしても和訳がいまいちになりがち**です．もちろん DeepL 翻訳の限界もあるのですが，論文では1ページに2列で本文が掲載されるなど文章の途中でしばしば改行や無駄なスペースが入ることも多く，残念な翻訳になってしまう一因です．そこでちょっとひと手間というのは，**PDF の論文の文章を直接 DeepL で翻訳するのではなく，英語の文章をつなげた後で DeepL 翻訳を使用する**ということです．ただそれだけなのですがかなり改善されます．

① 方法その1

Shaper（https://dream-exp.net/shaper/）と呼ばれるサイト
があり，訳してもらいたい部分を PDF からコピペするだけで，
無駄な改行やハイフンなどを自動的に取り除いてくれます．そ
の後，そのまま同画面上の「DeepL で翻訳」をクリックすると
翻訳してくれます（**図2**）．また，論文全体を一気に翻訳するのではなく，**数
段落ずつ分けて翻訳する**といった作業を繰り返すほうが訳のチェックもしやす
いです．

抄読会では発表の際に論文の内容などを Word でまとめることも多いと思い
ます．自力で論文の内容をある程度和訳しながら Word に文字を打っていく作
業も結構時間がかかります．日本語に訳されたものをコピペし，内容をチェッ
クしながら Word でまとめていけば，**プレゼンテーション用の原稿の下書きと
しても使えますので時短も期待できます**．この時短は大きなメリットですね．
ただし，繰り返しますが，やはり**完璧ではないという点は十分に理解**しましょ
う．過信は禁物であり，内容の理解には時間をかけましょう．もちろん，はじ
めから自分でポイントをおさえて読み，プレゼンテーション用の原稿を作成し
ても問題ありません．

Shaper を使用した DeepL 翻訳の使い方

① 論文を PDF で入手する

② PDF 上の翻訳したい部分を選択し，Shaper にコピペする

③ Shaper で自動的につながった英文に対し，「DeepL で翻訳」をクリック

④ 和訳された内容をチェックし，Word にコピペする

⑤ ②-④を繰り返す

＊ジャーナルサイトで直接論文を全文見られる場合は PDF にせずそのま
　ま作業しても OK

Shaper なし

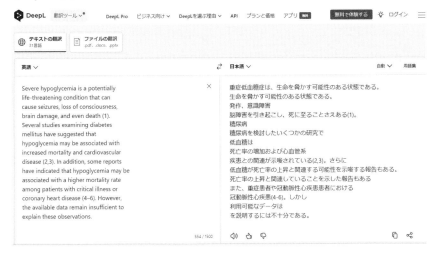

Shaper あり

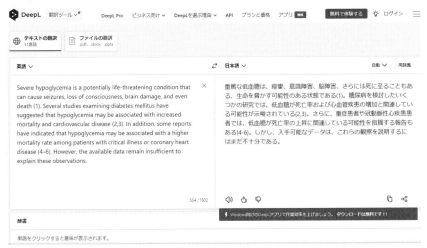

図2 DeepL 翻訳の使い方

[https://www.deepl.com/translator より引用]

② 方法その 2

PDF の論文の文章を一度 Word にコピペして，手作業で英語の文章をつなげるだけです．このひと手間が面倒なのは間違いないですが，訳の質はかなり向上します．

手作業による DeepL 翻訳の使い方

① 論文を PDF で入手する

② PDF 上の翻訳したい部分を選択し，Word にコピペする

③ 改行によって分断された英文を単純につなげる

④ 数段落分ずつ DeepL 翻訳にコピペする

⑤ 和訳された内容をチェックし，Word にコピペする

⑥ ②‐⑤を繰り返す

ここはおさえて！

・PDF から直接 DeepL 翻訳を使うのではなく，英文をつないだ後で DeepL 翻訳を使うことで翻訳の質が格段に上がる

・Deep L 翻訳を利用したプレゼンテーション用の原稿の下書きは時短につながる 1 つのメリット

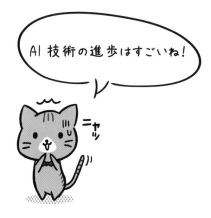

AI 技術の進歩はすごいね！

　DeepL 翻訳をうまく利用することで，和訳だけでなく原稿の下書きの手間が省けるなど時短につながるメリットを感じることができると思います．ただし，**論文の内容を理解すること**が**一番重要**であることは言うまでもありません．また，学年が進むにつれて抄読会以外で論文を読む場面も増えてきます．抄読会ではなく自分のために論文を読むときなどでは逆に手間もかかるので，最終的には DeepL 翻訳などのサポートツールを使わずに読みたいところです．論文の構造に慣れ，統計学や専門領域の知識が増えるにつれて徐々に自力で論文を読むスピードも速くなるので安心してください．まずは焦らずにしっかりと論文の内容を理解できるように勉強していきましょう．

まとめ

・論文を読む際に英文そのものが問題になることは少ない

・論文の独特な構造を知り，統計学的な理解を深めることで論文は飛躍的に読みやすくなる

・専門領域の知識も論文を読むうえで必要であり，ローテーション期間中に一生懸命勉強する

・DeepL 翻訳は時短につながることもあり抄読会をサポートする有用なツールであるが，論文の内容を理解することが一番重要

研修医にとっての抄読会の意味は何ですか？

> 知識のアップデートだけでなく，これからの自立した診療や臨床研究のための準備運動です

🧑 抄読会の準備ってほんと大変ですね．抄読会はそもそも何でやるんでしょうか？

🧑 抄読会は日本全国どの教育施設でも行われています．抄読会がなかったらどうなると思いますか？

👧 私は特に困らないかも．診療にそのままつながるわけでもないですし．

🧑 確かに抄読会がなくても研修医の先生たちの診療には影響しないと思いますよ．

🧑 先生もそう思います？

🧑 でも，今はまだ実感できないとは思いますけど，これからのみなさんにとってはやはり抄読会は必要だと思います．ここで抄読会の意味を考えてみましょう．

▌研修医のときの抄読会はつらいもの

　筆者は学生時代には臨床論文を読んだことはなく，研修医になって抄読会ではじめて論文を読みました．毎回各科ローテーションの多忙な時期に抄読会の担当が回ってくるので大変だったのをよく覚えています．はじめの頃はまず論文を選ぶのに膨大な時間を費やしました．ひたすら和訳して，研究の内容も十分に理解できないまま発表していたように思います．ましてや論文を批判的に吟味することなどは到底できませんでした．そんな抄読会ではありましたが，何か良かった点はないのでしょうか？

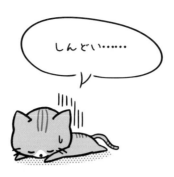

もしも抄読会がなかったら？

　抄読会などで論文を読む機会がなかったらどうでしょうか？　正直言って研修医の時期にはあまり診療に影響しないかもしれません．そもそも研修医の時期は上級医と相談しながら診療するため，自分一人で判断する機会が少ない時期だと思います．さらに今はUpToDateなどの二次資料が豊富なので，ある程度エビデンスに基づいた診療ポイントを簡単に知ることもできます．なので，研修医の時期は臨床論文を読んでも読まなくても診療には大きな影響はないように思います．

　ただ，注意してほしいのは，あくまで**「研修医のときには困らない」**という点です．先ほどのようなつらい経験であっても，**研修修了後数年経って振り返ると研修医のときの抄読会が大変貴重な時間であったことを痛感**します．

抄読会のメリット

　ここで抄読会のメリットについて考えてみましょう．

① 論文に触れる機会が増える

　まず，自分の担当以外も含めると論文に触れる時間が毎週のようにあるため，論文がだいぶ身近になるのは間違いありません．多忙な研修医の時期に抄読会以外で自主的に論文を読むのは容易なことではありません．

②　論文全文を読む練習になる

　抄読会で論文を読む機会がなかったら，**研修修了後に自分で研究をしたり研究結果から目の前の患者さんの診療を考えたりすることはできなかった**と思います．**抄読会を通じて論文を最初から最後まで全て読むトレーニングをしておかないと，研究でも診療でも必ず壁にぶつかります**．学会で症例報告をするときでさえも，関連する研究がないか論文を調べ細かく読む必要があります．何となくAbstractや図表の一部を読むと論文を読んだ気になれるかもしれませんが，**斜め読みだけではいつまで経っても成長できません**．

　研修医が終わってから何か体系的に論文を読むトレーニングを積む時期があれば別かもしれませんが，そのような時間をとれる臨床医はほとんどいないように思います．そもそも日本の医学教育上，論文を体系的に読むトレーニングを積むことは稀です．

③　論文を探す練習になる

　最初はトップジャーナルから論文を選べばいいと思いますが，**慣れてきて自分から興味のある分野などが出てくるようになったら論文を探すことにチャレンジ**しましょう．

④　自立した診療や研究につながる

　研修が終われば今度は研修医を指導する立場になりますし，実際の臨床に論文の結果を活かせるようになっておく必要性も徐々に高まってきます．また，専攻医になってくると臨床研究をして学会や論文で報告することも求められます．**抄読会を通じて臨床研究に触れているといないとで研修修了後から大きな差が生じる**可能性があります．

　嫌でも臨床論文を読む機会があったことは，知らないうちに論文に慣れ，上級医のコメントなどから少しずつ研究の方法や結果の解釈などを理解できるようになってきます．忙しい合間に抄読会で論文を読むことになると思いますが，**実はこれからの医師人生を考えるうえで大変貴重な時間**ということをぜひ覚えておいてください．そして，良いスタートを切るために本書で少しでも論文を読むサポートができればと思います．

表　抄読会のメリットとデメリット

メリット	デメリット
・論文に触れる機会が増える ・論文全文を読む練習になる ・（慣れてきたら）論文を探す練習になる ・自立した診療やこれからの臨床研究につながる	・時間がない中での作業になりやすく，つらい ・研修医の時期にはあまりその有用性を実感できない

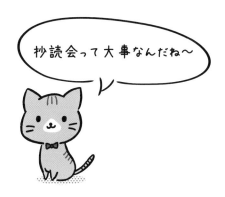

抄読会って大事なんだね～

まとめ

・抄読会がなくても研修医のときには困ることはほとんどないが，研修修了後の診療や研究に大きく影響する

・抄読会は長い目で見ると，医師人生における大変貴重な時間

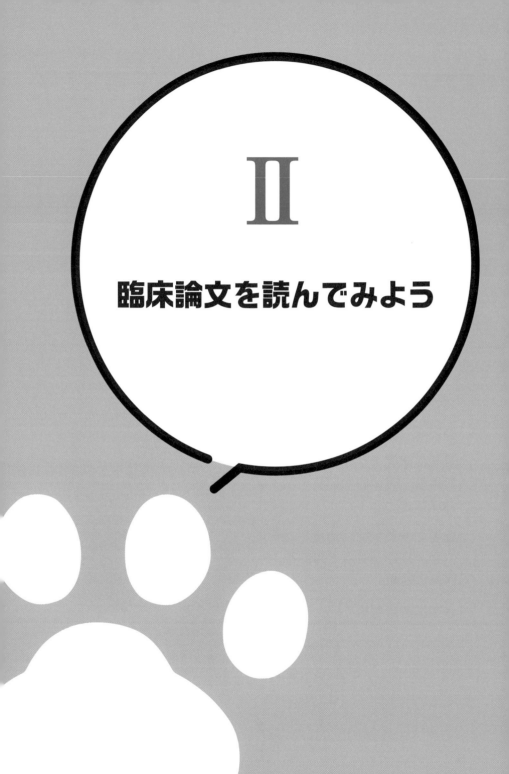

II

臨床論文を読んでみよう

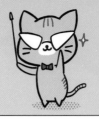

論文全体

Introduction

前半は研究対象疾患の一般的な背景

後半は対象疾患の課題，最後は必ず研究目的で終わる

Methods

最初に研究デザインや対象者，具体的な研究方法など

重要な検査項目，治療内容，評価項目などは詳細に記載

最後は統計解析

Introduction

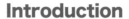

Methods

Statistical Analysis

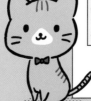

の概要

Results

:::
:::::::::::::::::::::::::::::::::::::

:::
:::
:::::::::::::::::::::::::::::::::::::

:::
:::
:::::::::::::::::::::::::::::::::::::

Results

最初は対象者の選択フローや特徴

主要／副次評価項目の結果

サブ解析，感度分析，副作用に関する結果

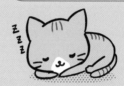

Discussion

:::
:::

:::
:::
:::

:::
:::

:::
:::::::::::::::::::::::::::::::::::::

Discussion

最初の段落は必ず今回の研究結果のまとめ

結果についての考察

この研究の限界点

最後は，この研究で最も強調したいことで終わる

Q7 Title と Abstract で 何が分かりますか？

Title は「研究の特徴」が詰まっていて，
Abstract は「研究全体の縮図」です

 とうとう論文を読むときがきましたね．最初に論文の Title と Abstract がありますが，何かポイントはありますか？

 Title には研究の特徴が，Abstract にはその研究全体の概要が記載されていますよ．

 じゃあ，Abstract を読むだけで研究が分かりますね．

 だいたいどんな研究かは分かりますよ．ただし，Abstract を読むだけで全体を理解するのは結構難しいですよ．

 えー，何でですか？

 Abstract には必要最低限の記載しかないので，ここだけで十分に理解するには臨床や統計の知識などがないと難しいと思います．ここでは大まかな内容が分かればまずはよしとしましょう．

▌Title で何が分かる？

論文の Title から何が読み取れるでしょうか？ ここは著者の立場になってみると分かりますが，膨大な数の研究がある中で Title を読めばその研究の特徴が分かるようにかなり考えてつけられています．それくらい Original Article の **Title には特徴やキーワードが詰まっていて，どのような研究であるか簡潔に表現**されています．総説とか Original Article 以外の論文の Title は結構様々で曖昧な Title がつくこともしばしばありますが，Original Article は比較的その研究の特徴が Title からも汲み取れます．

ここはおさえて！

Title にはその研究の特徴やキーワードが詰まっている

詰まってます…

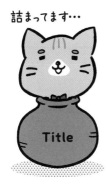

Title

著者と施設について

Title の次には著者と施設について記載があります．実際に自分で研究する
とどこでどのような研究が施行されているかなどに注目したりもしますが，研
修医のときにはあまり注目しなくてもいいと思います．ここは簡単にスルーし
てしまいましょう．

Abstract で研究を「だいたい」理解する

さて，Abstract です．Abstract は研究全体の縮図です．ここで研究の内容を
大まかに知ることができます．ただし，Abstract はだいたい 250 〜 300 程度
に単語数が制限されているため，研究が施行された背景や対象者の特徴など細
かい内容が記載されることはありません．そのため研修医のうちは臨床，研究
背景，統計に関する知識が少ないことなどもあり，Abstract だけでその研究
をイメージするのは結構難しいと思います．まずは Abstract で研究の「だい
たい」をつかめたらよしとしましょう．Abstract だけを読んであまりイメージ
できなくても決して焦る必要はありません．また，本文全体を読んでから再度

Abstract を読むとだいぶ全体をイメージしやすくなると思います．逆に細かい点は分からないので，Abstract の内容だけを鵜呑みにして拡大解釈しないようにも注意しておきましょう．

Abstract で何が分かる？

Abstract は大きく以下の①〜④のように分かれています．

---

① **Background（Objective や Aim などと記載されることも）**
② **Methods**
③ **Results/Findings**
④ **Conclusion/Interpretation**

---

① Background を読む

ここは簡単な導入と研究目的が書かれています．単語数の制限などもあり，研究目的だけが簡潔に記載されることもしばしばあります．とりあえずここで研究の背景や目的をおさえましょう．

② Methods を読む

ここには，研究のデザイン（Design），場所（Setting），対象者・参加者（Patients/Participants），介入/曝露の内容（Intervention/Exposure），評価項目（Outcomes）について記載されます．

例えば，
・研究デザイン：ランダム化比較試験，コホートスタディなど
・場所：フランスの単一施設，世界 10 ヵ国の 21 施設など
・対象者・参加者：2 型糖尿病患者，COVID-19 患者など
・介入/曝露の内容：強化インスリン療法，薬 X の使用など
・評価項目：心血管イベント，死亡など
といった内容が記載されます．

　ここを読むとだいぶ研究内容が見えてきますので，淡々とイメージを膨らませましょう．**基本的に研究はある1つの仮説を検証する目的で施行されていますので，主要評価項目（Primary outcome/endpoint）に最も注目しましょう．**通常 Methods に Primary outcome/endpoint が明記されています．

③　Results/Findings を読む

　結果がどうだったかについて重要な部分がまとめられています．**Results のところでいろいろな解析結果が記載されますが，一番大事なのは主要評価項目の結果であり，そこはブレてはいけません．**主要評価項目以外の研究結果はどれだけ興味深い研究結果だったとしても，あくまで「おまけ」くらいにとらえましょう．

④　Conclusion/Interpretation を読む

　研究の結論・解釈がまとまっています．ときおりトップジャーナルに掲載される論文でも，結果を拡大解釈した結論が述べられていたり，主要評価項目以外の結果が大々的にアピールされていたりしますので惑わされないように注意しましょう．主要評価項目の結果がどうだったか分かっていれば Conclusion/Interpretation に書かれている内容はそれほど重要ではありません．

ここはおさえて！

> **Abstract は研究全体の縮図で，だいたい理解できれば OK**

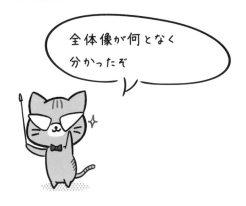

全体像が何となく分かったぞ

▌自分で PECO/PICO の形でイメージする

　Abstract を読めば研究を大まかにイメージすることができますが，自分でも PECO/PICO としてまとめてみるとその研究を自分が理解しているかどうか確認できます．慣れれば無意識のうちにできるようになります．

　PECO/PICO とは研究デザインを明確化するためのものであり，
P：どんな対象者（Patients/Participants）に，
E/I：どのような曝露/介入（Exposure/Intervention）があると，
C：何と比較して（Comparison），
O：どのような結果（Outcome）になるか，
というそれぞれの構成要素の頭文字を取ったものです．

　観察研究で何らかの曝露（Exposure）の影響を評価するときは PECO，介入研究で介入（Intervention）の影響を評価するときは PICO となります．もちろん中には比較対象がない研究などもあり，PECO/PICO の形は絶対ではありませんが，多くの研究が PECO/PICO の形にまとめられます．前述のように比較対象がないとその検査や治療が有効かどうかは分からないですし，比較対象が何かということに注目する姿勢は研究を解釈するうえで非常に重要です．

まとめ

・Title には研究の特徴が詰まっている

・著者や施設は簡単に流して OK

・Abstract は研究の縮図であり，研究全体をだいたい理解できれば OK

・自分でも PECO/PICO の形で研究をイメージできれば上出来

扱う疾患の現状と，背景にある課題や
研究目的が明記されています

 いよいよ本文に突入ですね.

 Introduction って論文の導入部分だけどポイントとかあるのか
な？

 Introduction は知識が増えてくるとほんとにあっさりとだけ読ん
で次に行くことが多いですけど，最初のうちはこの部分もしっか
り読み込んだほうがいいですよ.

 何でですか？ 僕達もできれば行けるならすぐ次に行きたいです.

 理由は，Introduction に対象とする疾患・研究分野の現状や課題，
今回の研究目的などが書かれているからです. ここを知って読ん
だほうが論文の内容も理解しやすくなりますよ.

 なるほど，まだまだ知らないことがいっぱいあるから，Introduction
もしっかり読んだほうがよさそうですね.

▌ Introduction の流れ

　まずは Introduction の部分を読んでいきましょう（**図1**）. ジャーナルによっ
ては「Introduction」や「Background」といった見出しがないこともあります
が，中身は基本的に同じです.

① 研究対象疾患の一般的な背景

　Introduction の前半には**対象とする疾患や研究領域の一般的な背景や現状**が
書かれています. 最初の一文はごく当たり前の一文からはじまります. ごく当
たり前の一文とは，例えば「心不全患者が世界中で増加している」などです.

Introduction
①研究対象疾患の一般的な背景
○○○○○○○○○○○○○○○○○○○○
○○○○○○○○○○○○○○○○○○○○
○○○○○○○○○○○○○○○○○○○○
○○○○○○○○○○○○.

②対象疾患・領域の課題と
　今回の研究目的
△△△△△△△△△△△△△△△△△△△△△
△△△△△△△△△△△△△△△△△△△△△
△△△△△△△△△△△△△△△△△△△△△
△△△△△△△△△△△△△△△△△△△△△
△△△△△△△△△△△△△△△△△△△△△
△△△△△△△△△△△△△△△△△△△△△
△△△△△△△△△△△△△△△△△△.

図1　Introduction の構成

その後に，その疾患の現状がどうなっているか，どれだけ重要な疾患なのか，といった一般的な内容が書かれます．ここを読むとその疾患や研究領域のことに詳しくなくてもある程度の現状を理解することができますので，**研修医のときには知識を増やす意味でも結構勉強になる**と思います．

②　対象疾患・領域の課題と今回の研究目的

さてここから今回の研究にグッと近づいてきます．Introduction の後半には，
・対象とする疾患や研究領域における課題は何か
・その課題に対し今までにどのような研究が施行され，何が分かって，何が分かっていないのか
・今回の研究目的
について書かれています．簡単に言うと**「現状の課題と今回の目的」**です．著者達はまだ未解決であったり分かっていない部分を明らかにするために今回の研究を施行したことを伝えようとしているのです．専門分野の論文に慣れれば当たり前のことであっても，研修医のときにはこの **Introduction** を読んでは

じめて今回の研究の重要性や意味が納得できることも多いと思います．また，Introduction をしっかり読むことでその論文を読むモチベーションも上がります．

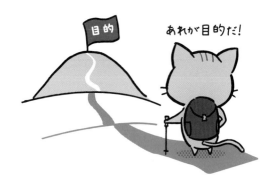

・Introduction の前半は研究で扱う疾患や分野に関する現状が分かりやすく書かれているので，結構勉強になる

・Introduction の後半には研究の課題と，今までに何が分かって何が分かっていないかという研究を取り巻く現状が書かれている

・Introduction の最後には今回の研究の目的が明記される

Methods はどうして
重要なんですか？

結果の再現性や妥当性に関わる
研究の大事な設計図だからです

 次は Methods ですね.

 Introduction と違って長いですね.

 なんか細かすぎて頭に入ってこないです. Methods は飛ばしても Results を読めば研究結果が分かるような？

 気持ちは分かりますが, Methods が細かく書かれているのにはそれなりに理由があるんですよ.

 そうなんですね. ポイントを教えてください！

▌Methods は研究の大事な設計図

　みんなが苦手（？）な Methods を読んでいきましょう. Methods は**結果の再現性や妥当性といった点を含めこの研究の信頼に関わるところです. いわば研究の大事な設計図**です. この Methods に沿って研究をすれば誰がやっても同じ結果になるということが大事です. また, Methods は研究結果が出そろってからどうこうできるものではありません. **臨床研究は研究開始前にプロトコール（研究計画書）が綿密に作成され, それに沿って施行**されています. そのため Methods に記載されている内容の多くは研究開始前からある程度決まっています.

ここはおさえて！

Methods は研究の再現性や妥当性に関わる大事な設計図

Methods の流れ

論文における Methods もどこに何を記載するかはだいたい決まっています（**図 1**）.

Methods	③主要評価項目と副次評価項目
①研究デザインと対象者	□□□□□□□□□□□□□□□□□□□□□
○○○○○○○○○○○○○○○○○○○○	□□□□□□□□□□□□□□□□□□□□□
○○○○○○○○○○○○○○○○○○○○	□□□□□□□□□□□□□□□□□□□□□
○○○○○○○○○○○○○○○○○○○○	□□□□□□□□□□□□□□.
○○○○○○○○○○○○○○○○○○○○	
○○○○○○○○○○○○○○○○○○○○	④統計解析
○○○○○○○○○○○.	○○○○○○○○○○○○○○○○○○○○○
	○○○○○○○○○○○○○○○○○○○○○
②重要な治療, 検査, 測定・収集項目	○○○○○○○○○○○○○○○○○○○○○
△△△△△△△△△△△△△△△△△△△△△	○○○○○○○○○○○○○○○.
△△△△△△△△△△△△△△△△△△△△	○○○○○○○○○○○○○○○○○○○○○
△△△△△△△△△△△△△△△△△△△	○○○○○○○○○○○○○○○○○○○○○
△△△△△△△△△△△△△△△△△△△△	○○○○○○○○○○○○○○○○○○○○○
△△△△△△△△△△△△△△△△△△△△	○○○○○○○○○○○○○○○○○○.
△△△△△△△△△△△△△△△△△.	

図 1　Methods の構成

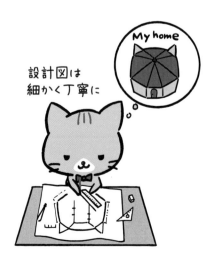

① 研究デザインと対象者

　最初の段落には，今回の研究がどこで（場所/セッティング），いつからいつまで（期間），どのような人に（対象者），どのような研究デザインで施行されたかが書かれています．データベースを用いていた研究であれば，そのデータベースについて説明されます．

　対象者については選択基準（inclusion criteria）と除外基準（exclusion criteria）が明記されます．例えば「糖尿病患者」を対象にした研究を例に挙げてみましょう．対象を「糖尿病患者」とする場合,何をもって「糖尿病患者」とすればよいでしょうか? そんなの当たり前じゃないのと思うかもしれませんが，「糖尿病患者」を対象にするということだけでも当たり前のようで当たり前ではありません．inclusion criteria の「糖尿病」も，簡便に患者の自己申告だけで確認する方法，カルテ上の糖尿病の診断で確認する方法，採血のHbA1c $\geqq$ 6.5% で確認する方法，糖尿病治療薬の使用をもって糖尿病とする方法,それらのいくつかを組み合わせて糖尿病とする方法などいろいろあります．また，「脳卒中後や癌で全身状態が悪い患者」や「腎機能が低下している患者」などを除外しておいたほうが望ましい研究内容であれば，exclusion criteria として「脳卒中患者」「癌で治療中の患者」「高度に腎機能低下した患者」などと設定し，対象から除外します．研究が施行された場所やデータベースで候補となる集団をスクリーニングし，選択基準を満たし，除外基準に当てはまらない人が研究の対象者になります．Results で実際に患者がどのように選ばれたか具体的にフローで図示されることもしばしばあります．

　研究デザインと対象者については前述した再現性の点や臨床現場での実践（後述する妥当性）を考える際にも重要な部分です．また,「この研究が○○（施設名）の倫理審査委員会で承認された」ということも，ここのセクションに記載されることが多いです．患者の同意取得を得て開始している研究であれば，そのことも記載されます．

② 重要な治療，検査，測定・収集項目

　研究の中で重要な位置を占める治療，検査，測定・収集項目などについて，その方法，定義，内容，評価の仕方などが詳細に書かれます．例えば，ランダム化比較試験などで血糖コントロールを評価する研究では，強化治療（介入）

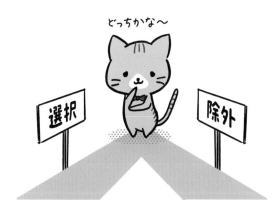

群ではどんな治療がされて，標準治療（コントロール）群ではどんな治療がされるか，について詳細に記載されます．ここは実際の日常診療で同じような治療や検査を考える際などでも注目する部分です．

③ 主要評価項目と副次評価項目

見出しに「Primary and secondary outcomes」「Study outcomes」「Outcome measurements」などと書かれています．**主要評価項目（Primary outcome/endpoint）は研究で一番評価しようとしている項目**のことで，それ以外の項目はたとえどんなに重要な項目であっても副次評価項目（Secondary outcome/endpoint）になります．この段落にはその研究の主要評価項目や副次評価項目が何であるか，それらをどのように評価したか，またそのイベントの定義は何かなどについて，詳細に記載されています．1つのイベントだけでなく**複数のイベントをまとめて複合エンドポイントとして評価することも多い**です．

また，アウトカムには**真のアウトカムと代用アウトカム（surrogate outcome）**があるということも知っておきましょう．例えば，糖尿病患者を治療した結果，本当に知りたいのは心血管イベントや骨折など「疾患」そのもののリスクが低下するかどうかです．そのような「疾患」をアウトカムにしている場合は真のアウトカムと言えます．しかし，「疾患」発生には長期間のフォローアップなどが必要になることもあり，必ずしも真のアウトカムで評価するのは

容易ではありません．その代わりに登場するのが，HbA1c 値や骨密度といった指標をアウトカムにして治療効果を評価する研究で，そのようなアウトカムを代用アウトカムと呼びます．**代用アウトカムは短期間で評価しやすいためしばしば用いられますが，大事な指標ではあるものの最も重要なアウトカムではないので結果の解釈は慎重にする必要があります**．

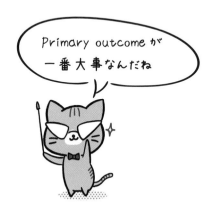

④ **統計解析**

　論文内で使用した統計解析の方法は全てここで説明されています．t 検定，カイ二乗検定，ロジスティック回帰分析，コックス比例ハザードモデル，カプランマイヤー曲線……など統計用語が並びます．突き詰めるときりがないので，研修医のときは代表的な統計用語と方法についてだけおさえて（☞ Q10 参照），その都度分からないところは時間に余裕があれば検索するくらいでも十分です．統計の知識が多いほど論文が読みやすくなることは間違いないですが，**実際に自分自身で研究して解析するようになってはじめて理解できることも多い**ように思います．

　また，**多変量解析を行った際には，どんな因子で調整をしたかについて**全て記載されます．なぜこの因子を選んだか・選ばなかったかについての説明が入ることもあります．**サブグループ解析，感度分析，交互作用，プロペンシティスコアマッチングなどについても，本文中で行っていれば全て記載**されます（☞ここも Q10 参照）．

　介入研究では，「対象者の予想されるアウトカム発生率」「介入による効果」「有意水準（通常 0.05 と設定）」「検出力（通常 0.8 と設定）」「脱落率」「解析手法」などから，**必要症例数（サンプルサイズ）が算出**されており，Methods に記載されます．ただし，サンプルサイズに関しては研修医のときはそれほど気にしないでいいと思います．他には，どの統計ソフトを用いて解析したかも記載されています．

まとめ

・**Methods は結果の再現性や妥当性に関わる大事な設計図**

・**Methods には「研究デザインと対象者」「重要な治療や検査」「評価項目」「統計解析」について記載される**

・**統計解析は代表的なものをおさえて，分からないところについては余裕があったら調べる**

・**統計解析は実際に自分で研究してはじめて理解できることも多い**

研修医も知っておいたほうがいい統計解析はありますか?

よく遭遇する統計用語や解析方法をおさえておくと,論文が格段に読みやすくなります

統計解析について比較したり調整したりする理由は少し分かりました.もう少し論文を読む上で知っておくといいものはありますか?

そうよね,次から次へと統計用語や解析が飛び交うから何から勉強すればいいのか分からないです.

それでは,論文で出会うことの多い統計用語や解析方法について簡単に見てみましょうか.まずは全体を通じてよく出会う統計用語などを見てみましょう.

よろしくお願いします!

▌統計学とは

　このあたりは統計学の教科書を参考にしていただければと思いますが,大事な部分だけに絞って少しだけ統計解析で頻出の用語・方法に触れておきます.知っていると論文が読みやすくなると思います.嫌だなぁと拒絶せず,できればアレルギー反応を抑えて読んでください(笑).「ここはおさえて!」の部分だけでも OK です.

　まず,**統計学には2種類あって,記述統計と推測統計**に分かれます.

① 記述統計
　データを要約しその特徴や傾向を把握するためのものです.**単純にまとめるだけ**なのでまとめ方に慣れればあまり問題ないと思います.主に患者のベースラインのキャラクターをまとめるときに使います.

例：割合（例：女性30％），罹患率（例：糖尿病22％）など

②　推測統計

　推測統計とは実際のデータから真の値を予測したり（推定），グループ間の違いが偶然の結果ではないか「比」や「差」を検証したり（検定）するためのものです．「真の値？」「偶然の結果？」となってしまうかもしれませんが，ここは難しく考えないでください．どうして推測統計が必要かというと，どんな研究も残念ながら研究の対象者だけでは，比や差などの普遍的な真実の値を数字1つだけで示すことができないからです．なぜならば**調査した対象者はあくまで母集団（知りたい真実が得られる完全な集団）ではなく，母集団から抽出・選択し選ばれた一部**と考えるからです（**図1**）．要するに，統計を使うことで**目の前の対象者から真の値を推測**しているということです．**その一部である対象者を用いて母集団の真の値を統計学的に推定したり，グループ間の違いが偶然かどうかを検定したりするのが推測統計**です．

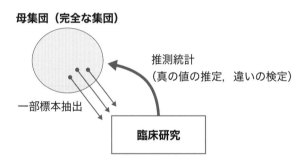

図1　臨床研究における推測統計

　例えば，日本人糖尿病患者における薬Xの効果を検証するためには，全ての日本人糖尿病患者で調査する必要があります．でも，そんなこと不可能ですよね．そのため，調査できた日本人糖尿病患者の結果から全体を推測するイメージです．慣れないと理解しにくいと思いますが，ここは何となくイメージできれば大丈夫です．直接論文上で，「母集団」ではどうだとか「母集団」という表現が出てくることはないですし，**特別な意識や勉強は必要なく見慣れれば当**

たり前のようになってきます.

ここはおさえて！

目の前の対象者から真の値を推定したり，グループ間に違いが
あるか検定したりするのが推測統計

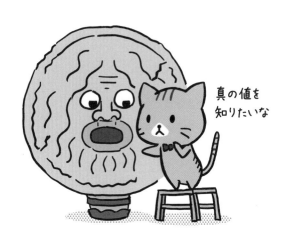

真の値を
知りたいな

▌知っておきたい統計用語と解析方法

　詳細は専門書を参考にしてほしいのですが，よく登場する用語と解析には以
下のようなものがあります．あらかじめ知っておいたほうが圧倒的に論文が読
みやすくなるものばかりです．もちろん，はじめは「P値？」「95％信頼区間？」
という状態でも大丈夫です．難しい数式や定理を理解する必要があるわけでは
なく，「ふーん，こういうことか」と納得するだけでよいので，ご心配なく．
知らない用語や解析に出会っても反射的に拒絶しないで下さいね.

① P値（P value）

　P値はほぼ全ての論文に出てくるといっても過言ではありません．簡単に言
うと，**P値は「その結果が偶然である確率」**です．論文において両群で違いが

あるかないかの判定に **P＜0.05 がしばしば用いられ，それぐらい小さければ違いは偶然ではなく「有意差あり」と判定**することが多いです．逆にP値の0.05は，言い換えると5％は結果が偶然である可能性を秘めています．20回に1回は偶然得られる可能性があることからも，何十回もいろんな解析している研究はそれだけで信頼性が低くなります．また，P値ではなく下に記載する95％信頼区間だけでもよいのではないかと最近議論されていますが，今のところほとんどの研究でP値と95％信頼区間の両方が記載されています．たまにP＜0.01を有意差ありとする論文もあります．

　臨床医として注意したいこととしては，**有意差があるからといって必ずしも臨床上意味のある結果とは限らない**ということです．例えば，「体重が50g有意に増加」「HbA1cが0.03％有意に低下」したとしても臨床上意味のある結果とは言えませんよね．

こ**ご**はおさえて！

- P値は結果が偶然である確率で，P＜0.05を「有意差あり」と判定することが多い

- 有意差があるからといって臨床上意味のある結果とは限らない

②　95％信頼区間（95% confidence interval：95% CI）

　この95％信頼区間もほぼ間違いなく論文で登場し，P値と同等以上に重要なので少しだけ細かく説明します．以前に記載したように，臨床研究では比較しないと結果の良し悪しを客観的に評価できないので，グループ間を比較し比や差を検討することが重要なポイントになると記載しました．さらに具体的には，**比較するグループ同士で比や差がどの程度であるか，そしてその違いが偶然ではなく有意な違いなのか（有意差があるのか）**を臨床的には知りたいところです．ただし，前述のように対象者は母集団から抽出・選択し選ばれた一部であるため，比や差を数字1つで明確に示すことはできません．そのため，臨床研究では比較した比や差は，**推定される母集団の代表値（点推定値）と95％信頼区間**で表示されます（例えば，比であれば hazard ratio 1.73 [1.52–

1.98] など）．**95％信頼区間というのは研究結果が95％の確実性（P = 0.05）をもって母集団の推定値が分布すると考えられる幅のこと**です．ここは難しく考えすぎず，そんな結果が示されているのか程度に理解してください．

　ここで論文を読むうえで知っておきたいこととしては，**研究結果が「比」の場合，95％信頼区間が1という数字をまたいでいなければ「有意差あり」，またいでいれば「有意差なし」と判定します**（例えば，odds ratio が 0.88 [0.71-0.94] の場合は有意差あり，0.88 [0.71-1.24] の場合は有意差なし）．また，**研究結果が「差」の場合，95％信頼区間が0という数字をまたいでいなければ「有意差あり」，またいでいれば「有意差なし」と判定します**（例えば，2群の血糖値の差が 20 [15-28] mg/dL の場合は有意差あり，20 [-5-28] mg/dL の場合は有意差なし）．**この1や0をまたいでいるかいないかがポイント**になるということはぜひ覚えておいてください．意識して論文を読んでいくと自然と慣れるので心配しないでください．また，この**信頼区間の数字の幅が狭いほど推定が正確**に行われていると考えましょう．

ここはおさえて！

・95％信頼区間は比であれば1を，差であれば0をまたいでいなければ有意差あり

・信頼区間の数字の幅が狭いほど推定が正確

またぐかまたがないかで判定が違うんだね

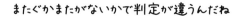

1

0

③ 連続変数（continuous variable）と カテゴリー変数（categorical variable）

　この分類は後述するいろいろな解析に関連し，Methodsでもこれらの扱いについてしばしば記述されます．データは主に連続変数とカテゴリー変数に分類されます．**連続変数とは量を表す変数**のことです．例えば年齢（歳），HbA1c値（％），収縮期血圧（mmHg）などが該当します．一方，**カテゴリー変数とは数や量では測れない性質を表す変数**のことで，名義変数（例：性別；1男性・2女性，高血圧；0なし・1あり），順序変数（例：尿糖0 [- or ±]，1[+]，2[2+]，3[3+]，4[4+]）などがあります．名義変数は順序を入れ替えても大丈夫ですが，順序変数は順序が意味を持つので順序を入れ替えることはできません．

④ 正規分布と非正規分布

　連続変数を扱う際にその数値の分布を示したものです．**正規分布はデータがきれいな左右対称の山のような形に分布したもの**であり（**図2**），非正規分布はそれ以外の分布を指します．基本的には，数百～数千といった数になってくると正規分布になっていることが多いです．中性脂肪など対数をとることで正規分布になるものもあります．正規分布や非正規分布といった用語は**直接論文では出てくることはなく，どちらかであるかを前提にした解析が施行されることが多い**です．

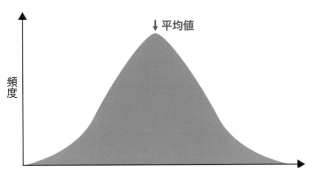

図2 正規分布

⑤ **平均値（mean）と標準偏差（standard deviation：SD），**
中央値（median）と四分位範囲（interquartile range：IQR）

これらもほぼ全ての論文で登場します．特に**対象者のベースラインのキャラクターをまとめた Table などで連続変数のデータを要約する際に用いられています**．割合はそのまま記載されますが，連続変数は正規分布かどうかによって要約の仕方が若干異なります．

正規分布する連続変数のデータを要約する際は主に**平均値と標準偏差（mean [SD] or mean ± SD で表示）**でまとめられます（例：血糖値 156 [21] mg/dL or 156 ± 21 mg/dL）．**標準偏差を簡単に言うとデータが散らばる幅の指標**で，小さいほどデータが平均値近くにまとまった尖がった山のように分布し，大きいほどデータが裾野の広い山のように幅広く分布していることを意味します．

非正規分布する連続変数は，大きく外れた数値の影響を受けるため，平均値ではなく**中央値と四分位範囲**でまとめます．**四分位範囲とは測定値を4等分して得られる値**であり，分割した点は小さいほうから25％の点，真ん中が50％の中央値の点，75％の点となっています（**図3**）．具体的には中央値（第1四分位値-第3四分位値）で記載されます（例：血圧 144 [132-148] mmHg）．同じ区間であっても前述の95％信頼区間とは別物です．

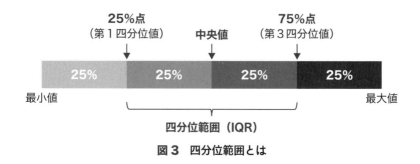

図3　四分位範囲とは

ここはおさえて！

対象者のキャラクターなどにおける連続変数は「平均値と標準偏差」or「中央値と四分位範囲」で要約されることが多い

⑥　t検定（t-test）とカイ二乗検定（chi-square test）

　この2つも頻出で，特に年齢や性別の違いなど対象者のベースラインのキャラクターを2群間で比較して違いがないか評価する際などにしばしば用いられます．**t検定は2群を比較する際に連続変数の平均値に差があるかを検定する方法**です．2群とも正規分布しているという前提があります．**カイ二乗検定は2群を比較する際，カテゴリー変数での割合に差があるかを検定する方法**で，サンプル総数が少ない場合などではFisherの正確検定を行います．前述のようにP＜0.05であれば，その項目が両群間で有意な違いがあると判定します．

ここはおさえて！

t検定やカイ二乗検定はしばしば2群間のキャラクターの違いを比較するために用いられる

何を比較したいかで解析方法が異なるんだね

- ・目の前のデータから真の値を予測したり（推定），グループ間の違いが偶然の結果ではないか「比」や「差」を検証したり（検定）するために統計解析を用いる

- ・P値は結果が偶然である確率のことで，P＜0.05を「有意差あり」と判定することが多い

- ・95％信頼区間は比であれば1を，差であれば0をまたいでいなければ有意差ありと判定する

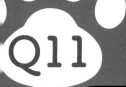

アウトカムの解析に用いられる 方法には何がありますか？

> まずは生存時間分析やロジスティック回帰分析 といった代表的な解析方法をおさえましょう

 よく遭遇する統計解析を知っているだけでも気持ちに余裕が出ますね.

 実際に論文で遭遇しても何となくですが意味は分かりそうです.

 それくらいの感じでスタートできれば上出来ですよ.

アウトカムを解析する方法についても少しだけ教えてください. せっかくなので代表的な解析方法だけでも知っておきたいです.

 分かりました. 論文で出会っても拒絶反応を起こさない程度に学んでおきましょう.

 よろしくお願いします！

┃メインの解析によく使われる解析方法

　アウトカムの種類とアウトカム発生までの時間を考慮するかどうかで解析方法が異なります. 介入研究でも観察研究でも，また，多変量解析をする場合でも，しばしば用いられる代表的な解析方法には以下のようなものがあります.

・アウトカムが 2 値変数（例：心筋梗塞の発症あり or なしなど，2 値で判定する結果）で解析に時間的要素あり
　⇒生存時間分析 ［ログランク検定（log-rank test），コックス比例ハザード分析（Cox proportional hazard model）など］

・アウトカムが 2 値変数で解析に時間的要素なし
　⇒ロジスティック回帰分析（logistic regression analysis）

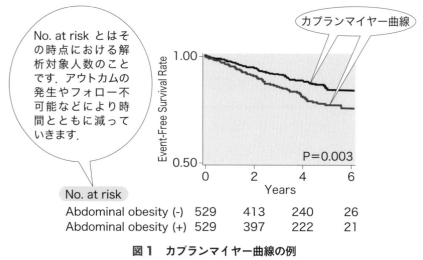

図1 カプランマイヤー曲線の例
[Tsujimoto T, et al: J Am Coll Cardiol 70: 2739-2749, 2017 より引用]

・アウトカムが連続変数（例：体重 [kg] や収縮期血圧 [mmHg]）
　⇒線形回帰分析（linear regression analysis）

　生存時間分析はよく遭遇すると思いますので少し説明を加えます．**生存時間分析は時間的要素を考慮した分析で，ログランク検定やコックス比例ハザード分析**があります．時間というのは症例の観察開始から終了までの時間ですが，観察の終了がアウトカムの発生によって終了したのか，転居などにともなってフォローできなくなって終了したのかで大きく違います．そのような要素も考慮し，アウトカム発生を評価するのが生存時間分析です．**図としてカプランマイヤー曲線（Kaplan-Meier 曲線）**が描かれます（**図1**）．**ログランク検定では両群の違いについて P 値しか算出できませんが，コックス比例ハザード分析では P 値とハザード比（と 95%信頼区間）も得られます**．コックス比例ハザード分析ではハザード比が常に一定であるといった前提条件がありますが，どの程度効果の違いがあるかなどの評価ができるためよく用いられます．細かく理解するのは大変かもしれませんが，**アウトカムを比較する方法には条件によってそれぞれ適切なやり方がある**ということを知っておきましょう．

ここはおさえて！

- アウトカムの種類と時間的要素を考慮するかどうかで解析方法が異なる

- コックス比例ハザード分析，ロジスティック回帰分析，線形回帰分析などがアウトカムの解析でしばしば用いられる

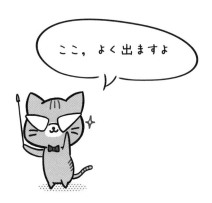

ここ，よく出ますよ

■ハザード比（hazard ratio）とオッズ比（odds ratio）

　コックス比例ハザード分析ではハザード比（と 95％信頼区間），ロジスティック回帰分析ではオッズ比（と 95％信頼区間）が解析により得られます．ハザード比とオッズ比とは何でしょうか？ 抄読会では得られた結果を記載の通り読めばいいですが，それぞれの解釈の仕方は全く違うので知っておきましょう．

　ハザードとはアウトカムがいつ発生したかという時間的要素を加味して計算されたもので，「単位時間あたりのアウトカム発生率」のことです．そして，ハザード比はその比です．通常は比較対象となる群（コントロール群）を分母にし，評価したい群を分子にしてハザード比を求めます．ハザード比のイメージとしては，「時間を考慮して比較されたリスクの程度」です．例えば，新薬 X 群（介入群）が標準治療群（コントロール群）と比較して腎不全発生に対するハザード比が 0.65 [0.53–0.74] であった場合，新薬 X 群は標準治療群より

腎不全のリスクを 35% 抑制した（計算は 1-0.65 = 0.35）or 腎不全のリスクが 35% 減少したということです（95% 信頼区間が 0.53-0.74 で 1 をまたいでいないため，統計学的に有意差ありですね）．ちなみに仮にハザード比 0.65 [0.22-1.14] であった場合は，95% 信頼区間が 1 をまたいでいるので新薬 X 群と標準治療群で効果に違いがないと解釈します．

　次にオッズ比を見てみましょう．オッズとはアウトカムが発生した患者数を発生していない患者数で割ったもので，オッズ比とはその比です．何となくハザード比の表示と見た目が似ていますが，**オッズ比の解釈には注意**しましょう．オッズ比 5 と算出された場合，5 倍アウトカムが発症しやすいと解釈してはいけません．例えば，曝露 Y のある群とない群で認知症に対するオッズ比 1.5[1.2 -1.8] だった場合，「曝露 Y と認知症は有意に関連した」程度しか判定できません．いくつかの因子でオッズ比が算出された際の大小は分かりますが，オッズ比では「○倍リスクが高い」や「△%リスクが減少」といった判定はできません．前述のようにオッズ比も，1 をまたがなかったら有意差あり，1 をまたいだら有意差なしと判定する点はハザード比と同じです．

ここはおさえて！

コックス比例ハザード分析ではハザード比，ロジスティック回帰分析ではオッズ比が得られるが，それぞれの結果の解釈には要注意

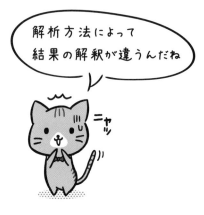

解析方法によって
結果の解釈が違うんだね

まだまだある！　様々な検定方法

表1のように検定方法は無数にあります．また，比較するグループも2群間ではなく3・4群間で比較する場合もあります．これらを一つひとつ覚える必要はありません．**とりあえずデータの種類や分布，研究で知りたい内容（アウトカム発生リスクや感度・特異度など），比較するグループ数などによって検定方法はいろいろある**とだけ覚えましょう．前述のように実際に論文を読むとき，**トップジャーナルで扱う論文では適切な検定が用いられていると割り切るのも忙しい合間に論文を読むうえで大事**なことです．

表1　代表的な検定法

変数の種類	データの分布	例	比較する値	2群の比較検定法	調整する場合	
連続変数	正規分布	血圧	平均値	t検定	ANCOVA	パラメトリック検定（総称）
順序変数	非正規分布	中性脂肪	中央値	Mann-Whitney検定（Wilcoxonの順位和検定）	層別化解析	ノンパラメトリック検定（総称）
		病期	頻度・分布			
名義変数		発症率	頻度・割合・比	カイ二乗検定	ロジスティック回帰	
			生存曲線	ログランク検定	コックス比例ハザード	

その他の知っておきたい解析方法

① intention-to-treat解析とon-treatment解析

これはランダム化比較試験において毎回注目したい点です．ランダム化比較試験で治療Zに割り付けられたにも関わらず治療Zを受けなかったり，途中でドロップアウトしたりした対象者の扱いはどうすればいいでしょうか？そのような対象者は必ずいます．対応方法としてはintention-to-treat（ITT）解

析と on-treatment 解析（または per protocol 解析）の２つがあります.

　ITT 解析というのは，割り付けた治療を実際には受けなかった症例を含めて最初に割り付けた通りに解析するものです．ITT 解析の良さとしては，最初のランダム化のデザインが維持でき，実臨床で治療を実施しようとした際にも起こりうる状況を考慮に入れるので，現実的な有効性を評価できます．ただし，ITT 解析では，脱落し治療を受けなかった人も含まれるため治療そのものの効果が分かりにくくなります.

　一方，**on-treatment 解析というのはあくまで治療を受けた人だけを解析**するものです．これにより治療そのものの効果は評価しやすくなります．しかし，**治療を受けなかった症例などを排除することでランダム化された両群のバランスは崩れ**，後述する**選択バイアス**の問題が出てきます．ITT 解析と逆に，実臨床に必ずいる治療を継続できない対象者が除外されるため，非現実的な結果とも言えます.

ここはおさえて！

> ランダム化比較試験では ITT 解析なのか on-treatment 解析（per protocol 解析）なのかで評価したい部分が異なる

②　盲検（blinding）

　もう１つランダム化比較試験で知っておきたいことが盲検についてです．盲検とは介入内容が分からないようにして研究することです．**介入実施者にも被験者にも治療内容が分からないようにすることを二重盲検（double-blind)**と呼び，しばしば登場します．厳密にはデータ収集者，アウトカム評価者，データ解析者など関与する人は全て盲検化されていることが理想的です．**Q14 で述べる内的妥当性における情報バイアスにも関係するため，ランダム化比較試験の多くはできる限り盲検化されています**．なぜ盲検化が重要なのでしょうか？例えば，被験者側において自分が痩せる効果が期待できる治療薬を飲んでいることを知っている場合，薬の効果に期待して食事療法を緩くしてしまうかもしれません．また，研究者側において患者が痩せる効果が期待できる治療

薬を内服していることを知っていると，その薬の効果を実証したいために痩せるための指導をより一層強めるかもしれません．これは Q14 で述べる**情報バイアス**と呼ばれる問題で，バイアスによって研究の結果が誤った方向に至ってしまいます．このようなことが起こらないように可能な限り盲検化されます．しかし，**実際に目で見て分かってしまう治療内容などであった場合は盲検化できず，非盲検（open-label）になることもあります**．

ここはおさえて！

> ランダム化比較試験において，盲検の有無は結果を偏りなく評価するために重要なポイント

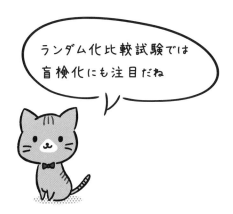

ランダム化比較試験では盲検化にも注目だね

③　交互作用（interaction）

　交互作用とは**ある因子のアウトカムへの影響が他の因子によって変化すること**です．この**交互作用はしばしば治療の有効性を評価する臨床試験で登場**します．例えば，全体では薬Ｘが死亡リスク減少に有効だったとします．その薬Ｘがアジア人には有効でも非アジア人には無効であった場合，人種の違いが薬Ｘの有効性に対して交互作用を及ぼしているということになります．それぞれアジア人と非アジア人に分けて解析すればいいのでは？と思うかもしれませ

ん．**対象者を限定して解析することを層別化解析，またはサブグループ解析と言います**．サブグループ解析は単純で分かりやすく有効ですが，分けて解析することで対象者数がそれぞれ相当減り，解析が難しくなるという問題もしばしば起きます．

　実際の論文では，注目している因子がいろいろな患者背景（年齢，性別，人種，併存疾患など）の存在によって影響があるかないかを評価するために，**サブグループ解析と交互作用の両方をチェックしていることも多い**です．

ここはおさえて！

交互作用の有無やサブグループ解析をすることで，どのような対象者に結果を当てはめることができるか分かる

まとめ

- アウトカムの種類と時間的要素を考慮するかどうかで解析方法が異なり，コックス比例ハザード分析，ロジスティック回帰分析，線形回帰分析が代表的

- コックス比例ハザード分析ではハザード比，ロジスティック回帰分析ではオッズ比が得られる

- ランダム化比較試験では ITT 解析なのか on-treatment 解析（per protocol 解析）なのか，また盲検化されているかどうかに注目

- 交互作用の有無やサブグループ解析をすることで，どのような対象者に結果を当てはめることができるか分かる

Column 4
相対リスク（リスク比），絶対リスク低下（リスク差），必要治療数って何？

　あるアウトカムの発生率が A 群では α，B 群では β であった場合，割り算した α / β が相対リスク relative ratio（RR，リスク比 risk ratio とも言います）です．相対リスクはアウトカム発生率がどのくらいの割合で増加 or 減少するか示したものになります．また，絶対リスク低下 absolute risk reduction（ARR，リスク差 risk difference とも言います）とは 2 群の差 α − β のことで，どの程度発生率が増加 or 減少したか示したものです．

　また，必要治療数 number needed to treat（NNT）と呼ばれる指標もあり，アウトカム発生を 1 人防ぐために必要となる治療人数で，ARR の逆数で求められます．NNT は 10 以下で有効とも言われますが，疾患の種類などによっても考えが変わります．

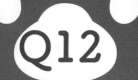

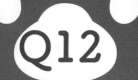

Q12 Results のポイントはどこですか?

主要評価項目の結果が最も重要で,
他の結果はおまけです

 Results は解析結果が次から次へと続くので目まぐるしいですね.

 この Results の注意点って何かありますか? P <0.05 で有意差がある結果は大事そう.

 Results もだいたい流れは決まっています. 有意差がある結果だからといって流されないようにしないといけませんよ.

 えっ, そうなんですか!?

 何となく有意差があるところは論文でも強調されているような?

 確かに興味深い結果であることは間違いないですけど, ここは冷静に Results を読むポイントをつかんでいきましょう.

▌Results の流れ

続いて Results を読んでいきましょう. Results もどこに何が記載されているかはだいたい決まっています (**図1**). **Results にある Figure や Table を全て解釈できれば研究結果のほとんどをカバー**できていると言っても過言ではありません.

① 患者背景

最初の段落には,研究の対象となった集団がどのような集団であるかといった患者背景について記載されています. また, しばしば対象者が実際にどのように選ばれていったかといったことも記載され, 全体で何名がスクリーニングされ, そのうち何名が除外され, 最終的に何名がこの研究に参加した, といった研究参加者のフローもしばしば登場します (**図2**).

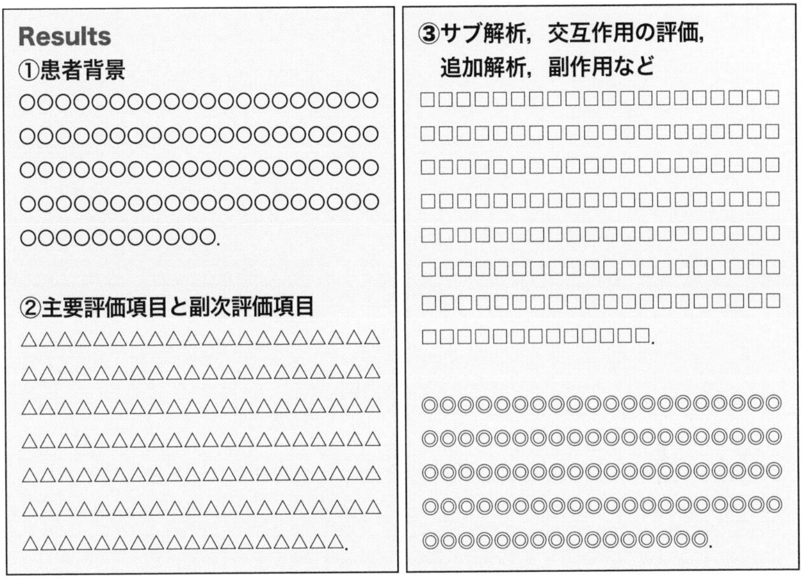

図1 Results の構成

　また，**ベースラインの患者背景は patient characteristics として最初に Table にまとめられていることが多く**，文章では患者の平均年齢は○歳，女性が○％，糖尿病が○％といった簡単な概要が記載されます．また，比較する研究であれば，患者背景が大きく異なる項目に関しては，文章でも記述されていることもよくあります．また，その研究で注目している背景因子があれば，それについての情報もまとめられています．

② 主要評価項目と副次評価項目

　研究の一番重要な結果を示す部分です．Abstract でも述べたように，**研究の結果で一番大事なのは「有意差の有無に関わらず」主要評価項目の結果**です．「有意差の有無に関わらず」というのがポイントで，有意差があるものだけが重要ということではないので注意しましょう．論文によっては有意差がある副次評価項目の結果に注目し，徐々に研究の主目的から離れていくようなものもありますが，あくまで冷静に主要評価項目がどうだったかに最も注目しましょう．いろいろな解析をして有意差が出た結果だけを集めることはいくらでもで

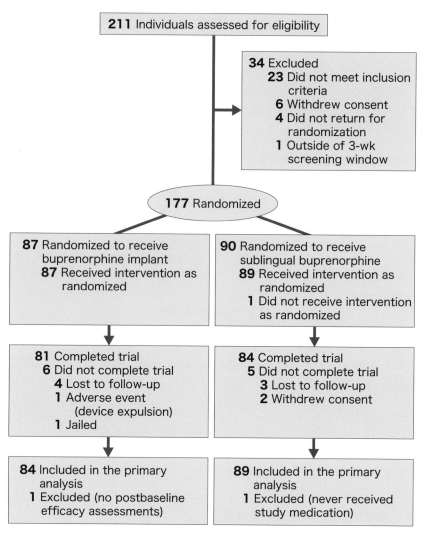

図2 研究参加者のフローの例

［JAMA: Instructions for authors <https://jamanetwork.com/journals/jama/pages/instructions-for-authors>（2023 年 7 月閲覧）より引用］

きます．ただし，副次評価項目でも研究開始前から予定された解析をした結果
だと信頼性がグッと上がります．**基本的に，主要評価項目を含め重要な結果は
Figure や Table にまとめられます．**

③　サブ解析，交互作用の評価，追加解析，副作用など

　ここでは主目的である主要評価項目と関連する臨床上重要な結果が記載され
ますので，**研究結果を臨床の現場でどう活かすか考える際にも役立ちます．**研
究の結果がある特定の患者に限定しても同様に認められるかといったサブ解析
や交互作用の評価，興味深い結果を認めたことでの追加解析，副作用などにつ
いて記載されます．また，**感度分析といって，別の視点でも結果を検証してみ
て，結果が一致するかどうかを示すこと**もしばしばあります．例えば，対象者
やアウトカムの条件を変えたり違う方法で解析したりしても同様の結果になる
ということは，研究結果が間違いなさそうだ（研究では robust という表現が
しばしば用いられます）ということを示唆しています．

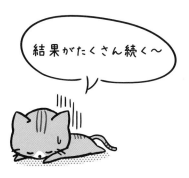

結果がたくさん続く～

まとめ

・Results にある Figure や Table を全て解釈できれば研究結果
　のほとんどをカバーできる

・研究の結果で一番大事なのは「有意差の有無に関わらず」主要
　評価項目の結果

・サブ解析，交互作用の評価，追加解析，副作用などの結果は，
　研究結果を臨床の現場でどう活かすか考えるうえでも重要

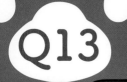

研究の問題点や結果を
患者に適応するためのヒントがあります

 ようやく最後の Discussion ですね.

 結果についての考察がいろいろ書かれているのかしら.

 ここは著者の考えだから，流石に書き方に決まったことはないですよね？

 いえいえ，この Discussion も段落ごとにだいたい何を書くか決まっていますよ.

 え〜，ここもですか〜！

 ではさっそく見てみましょう！

Discussion の流れ

　実は Discussion も，どこに何を書くかはある程度決まっています（**図1**）.この Discussion は Methods や Results と違って，見出しをつけないことが多いです. それなりに著者達の考えを述べることはできますが，論理的に展開されます.

① 研究結果のまとめ

　Discussion の最初の段落は必ず研究結果のまとめです. ハザード比やオッズ比，P 値といった数字はなく，「○○と××の関連が示された」「薬 X を使用することで□□のリスクが低下した」などのように，研究結果がどうであったかが簡潔に記載されます. **本文全体を通じて最も結果がまとまっているのがこの部分**です.

Discussion

①研究結果のまとめ

〇〇〇〇〇〇〇〇〇〇〇〇〇〇〇〇〇〇〇〇〇〇
〇〇〇〇〇〇〇〇〇〇〇〇〇〇〇〇〇〇〇〇〇
〇〇〇〇〇〇〇〇〇〇〇〇〇〇〇〇〇〇〇〇〇
〇〇〇〇〇〇〇〇〇〇〇.

②主要評価項目の結果と考察

△△△△△△△△△△△△△△△△△△△△△△△△△
△△△△△△△△△△△△△△△△△△△△△△△
△△△△△△△△△△△△△△△△△△△△△△△
△△△△△△△△△△△△△△△△△△△△△
△△△△△△△△△△△△△△△△△△△△△△
△△△△△△△△△△△△△△△△△△△△△
△△△△△△△△△△△△△△△△△△△△△
△△△△△△△△△△△△△△△△△△△△△.

③その他の結果の考察

□□□□□□□□□□□□□□□□□□□□□□□□□
□□□□□□□□□□□□□□□□□□□□□□□□□
□□□□□□□□□□□□□□□□□□□□□□□□□
□□□□□□□□□□□□□□□.

④(Strenghtと) Limitation

〇〇〇〇〇〇〇〇〇〇〇〇〇〇〇〇〇〇〇〇〇〇
〇〇〇〇〇〇〇〇〇〇〇〇〇〇〇〇〇〇〇〇〇
〇〇〇〇〇〇〇〇〇〇〇〇〇〇〇〇〇〇〇〇
〇〇〇〇〇〇〇〇〇〇〇〇〇〇〇〇.

⑤本研究で最も強調したいこと

XXXXXXXXXXXXXXXXXXXXXXXXX
XXXXXXXXXXXXXXXXXXXXXXXXX
XXXXXXXXXXXXXXXXXXX.

図1 Discussion の構成

ここはおさえて！

Discussion の最初の段落は研究結果のまとめ

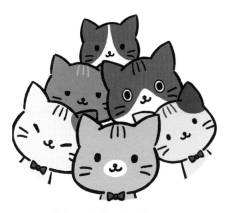

最初に結果がまとまってるね

②　主要評価項目の結果と考察

　主要評価項目の結果は，今回の研究で一番知りたかった部分です．それを明らかにするためにその研究が施行されたと言ってもいいでしょう．主要評価項目の結果がどうだったか，どうしてそうなったか，理由や原因・病態について先行研究や関連研究の結果なども引用しながら論理的に展開されます．**研究結果の解釈，妥当性，考えられる病態，実際の臨床への応用，また今後どのような研究が求められるかなどがよく分かります**．

　観察研究の結果を解釈する際に注意すべきことの1つとして，ある曝露因子XをもっているとイベントYのリスクが高いことが分かっても，その曝露因子Xを改善させたらイベントYのリスクが減少するかどうかについてはまた別の研究が必要ということです．実際に観察研究の結果を検証するために介入研究を施行しても実証できないことも多々あります．具体的な例を挙げると，観察研究で血糖値が高いほど心血管リスクが高いと分かっていても，介入研究で厳格に血糖値を下げたからといってそのリスク低下については実証できていません．このように，リスクが高いことと治療すべきかどうかは必ずしも一致しないため，結果の解釈には注意が必要です．

③　その他の結果の考察

　主要評価項目だけでなく，それ以外の副次評価項目や副作用などの結果についても同様に考察されます．内容的に近ければ主要評価項目と一緒に考察されることもあります．論文によっては，副次評価項目にできる限りスポットライトを当てようとするものもあるので注意しましょう．やはり副次評価項目はおまけとして考えましょう．

④　（Strengthと）Limitation

　ここは極めて重要な段落です．研究の強みStrengthに関しては，記載されている場合とされていない場合があります．Strengthは著者らの主張としてさらりと流す程度に読めばいいです．重要なのは限界点Limitationの部分です．**研究には必ずLimitationがあり，これは全ての研究で避けられないことです**．一見完璧に計画され開始された研究においても，対象者の選択方法，症例数，アウトカム，フォローアップ期間など，結果を後から見返すことで明らかにな

る問題点・限界点も結構あります．また，観察研究ではどうしても**未知・未測定の調整できていない交絡がありうる**ので，その点は必然的に問題となります．後述しますが，この **Limitation の段落はバイアスの有無など研究の妥当性を考える際のヒントになります**．ちなみに，**慣れてくると Limitation を読まなくても何がこの研究の Limitation なのかだいたい分かるようになってきますが，慣れるまでは Limitation を必ず読みましょう**．

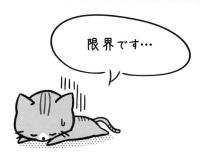

ここはおさえて！

Limitation は研究の妥当性を考える際のヒントになる

限界です…

⑤ 研究で最も強調したいこと

最後に，その研究で最も強調したいことが簡潔に記載されます．ここは流し読む程度でいいです．**基本的に主要評価項目の結果が中心**になりますが，ここでも論文によっては副次評価項目の結果を強調してアピールしてくるものもありますので，惑わされないように注意しましょう．

まとめ

・Discussion の最初の段落には研究結果が簡潔にまとめられている

・全ての研究に Limitation がある

・Limitation にはバイアスの有無など，妥当性を考える際のヒントがある

Column 5

論文におけるその他の記載事項

　抄読会ではあまり触れることはないかもしれませんが，論文におけるその他の記載事項についても少し説明しておきます．

References（引用文献）

　Original Article では通常 30 〜 50 本程度の文献が引用され，Discussion の後にまとまっています．Introduction においては今までに施行された関連分野の論文など，Methods においては今回の研究手法を支持する論文など，Discussion においては病態を説明するための論文などが引用されます．Results には引用文献はつきません．興味があれば引用文献をチェックしてみてもよいと思います．

Acknowledgement（謝辞）

　Discussion の後に Acknowledgement が記載されていることもよくあります．Acknowledgement では ICMJE（International Committee of Medical Journal Editors）ガイドラインによる著者資格などを満たさないために共著者には含まれないけれども，その研究に貢献した人への謝辞が記載されています．

Contribution（貢献）

　ジャーナルにもよりますが，著者たちがそれぞれ研究のどこに貢献したかが記載されます．著者名はイニシャルになっていることが多いです．

Conflict of interest（COI，利益相反）

　COI とは個人が得る利益と公益のための社会的責任とが衝突・相反する状態です．もう少し具体的に言うと，企業や団体などとの利益関係によって，患者・被験者に不当な影響を与えたり研究に対する適正な判断が損なわれたりするような状態をいいます．全ての研究で COI を開示することが求められており，その研究に関わり利益関係のある企業や団体などについて明記されます．必ずしも COI があるからダメ

というわけではありません．しかし，特に製薬企業が関与している論文では，製剤の良さをアピールするために解析や図表の作成などをその製薬企業の関係者が行っていることもしばしばあり，読者は注意して結果を解釈する必要があります．

Funding（研究資金）

研究の資金がどこから出ているかが明記されています．薬剤を使った臨床試験の場合は，その製薬企業が研究費も負担していることが多いです．

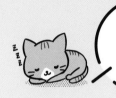

Column 6

報告ガイドライン

　論文には記載すべき必要不可欠な情報がいくつかあり，それをまとめた報告ガイドラインが存在します．例えば，ランダム化比較試験では CONSORT（Consolidated Standards of Reporting Trials），コホートスタディなどの観察研究に対しては STROBE（Strengthening the Reporting of Observational Studies in Epidemiology），メタ解析には PRISMA（Preferred Reporting Items for Systematic Reviews and Meta-analyses）があり，研究デザインごとに報告ガイドラインがあります．そのガイドラインの影響もあり，論文のどこに何が書かれているかはある程度決まっています．

III

研究結果を解釈し, 発表しよう

Q14　論文の批判的吟味って何ですか？：その1

> 研究の結果が正しいか
> 内的妥当性について評価しよう

 論文を読んでみてどうでした？

 大変でしたけど，事前にどこに何が書いてあるかなど教えていただいていたので気持ち的にもだいぶ余裕がありました！

 よかったです．最低限ここまでできれば論文そのものの発表はできそうですね．せっかくなので，少しステップアップしてみましょうか．

 さらに何かあるんですか？

 論文をそのまま読んで終わりにせず，批判的に論文を読む練習をしてみましょう．専攻医，専門医になって研究をするようになると必ず必要になります．

 論文を批判的にですか？ 難しそうですね……．

 考えるポイントをおさえて，少しずつ掘り下げていければいいですよ．一緒に考えてみましょう．

▍批判的吟味にチャレンジ

　臨床研究は患者のための研究であり，実際に研究結果を患者に適用できるかどうかを考える必要があります．残念ながら研究に完璧なものはなく，どの研究も問題点・限界点を含んでいます．そのため，患者に結果を適用する前に，批判的吟味をしましょう．批判的吟味をすることで本当の意味で論文が読めるようになります．もちろん論文を読みながら批判的吟味をすることは慣れないと難しいと思いますので，まずは論文そのものをしっかりと読んで内容を理解することが大事です．そのうえで批判的吟味にチャレンジしましょう．

臨床研究を批判的吟味する際，次の2点を考えます．

・内的妥当性の検討：研究結果は正しいか？

・外的妥当性の検討：研究結果を一般的（研究の集団以外）に適用できるか？

ここはおさえて！

> 研究結果を目の前の患者に正しく適用するために，内的妥当性，外的妥当性を評価する

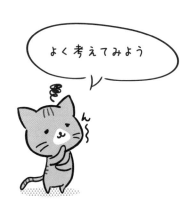

よく考えてみよう

その研究結果は正しいか？

　内的妥当性を検討するというのは研究結果が本当に正しいかどうかを考えることです．「えっ！ 論文の研究結果に間違いなんてあるの？」と思うかもしれません．もちろん研究者は正しい結果を導くために可能な限り対応はしています．しかし，その研究の結果が意図せずとも誤ってしまうことがあります．その**内的妥当性のポイントになるのがバイアス**と呼ばれるものです．**バイアスとは，求めていた真の結論からズレて誤った結論に至ってしまう要因**のことです．どんなに考えてデザインされた研究であっても，バイアスはつきもので，完璧

な研究はありません．**バイアスが多く内的妥当性が低い研究は結果そのものが間違っている可能性があるので，バイアスの問題は深刻です**．逆に，「**バイアスが少ないほど内的妥当性が高い＝研究の結果が確からしい**」と言えます．ただし，結果の真偽がきれいに２つに分かれるわけではないので，バイアスの存在によって研究結果を割り引いて読む形になります．

　バイアスはいろいろなところに隠れていますので，意識して探さないと見逃してしまいます．慣れてくるとバイアスの存在を感じながら本文を読み進めることができますが，まずは次の３つの代表的なバイアスを考えてみましょう．しっかり査読されたジャーナルでは**Limitation のところでバイアスの問題にも触れている**ことが多いです．

▍代表的なバイアス

> ①選択バイアス selection bias
> ②情報バイアス information bias・測定バイアス measurement
> 　bias
> ③交絡 confounding

①　選択バイアス

　選択バイアスは対象者を選択する際などに生じるもので，何らかの理由で選ばれやすくなったり選ばれにくくなったり偏ることで結果に影響を与えるバイアスをいいます．**選択バイアスは研究をした環境，対象者の集め方，研究実施後の脱落，データ欠損による除外などいろいろな場面で生じます**．また，この選択バイアスは研究デザインによっても多少異なります．

　例えば，コホートスタディで入院中の２型糖尿病患者を対象に薬Ｘの生命予後改善の効果を調査し，薬Ｘを使うと死亡リスクが減少するという結果が出たとします．しかし，重篤な疾患の治療中の入院患者には薬Ｘが使われにくく，軽症で比較的病態が安定している入院患者には薬Ｘが使われやすかったのかもしれません．このような状況では薬Ｘを使うことで生命予後が改善されたのではなく，そもそも患者を選定する時点で大きな選択バイアスが生じ，

結果が歪んでしまった（本当は無効なのに有効という結果になった）のかもしれません．また，最初にスクリーニングした時点では問題がなくても，その後，脱落したり除外したりすることで，選択バイアスが生じることもしばしばあります．例えば，ランダム化比較試験において ITT 解析ではなく on-treatment 解析の場合は選択バイアスが生じます（ITT 解析と on-treatment 解析については Q11 参照）．**このように，対象者を選択する際の何らかの要因が結果に影響を与える場合もあるということは覚えておきましょう**．

ここはおさえて！

選ばれた対象者が仮説を検証するのに適切であったか考える

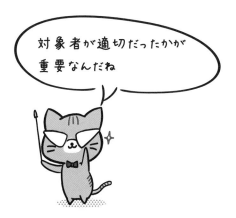

対象者が適切だったかが重要なんだね

② 情報バイアス・測定バイアス

情報バイアスはデータを収集する際などに生じるもので，アウトカムなどの情報を正しく取得できず偏ることで結果に影響を与えるバイアスをいいます．また，測定バイアスは測定者や測定条件の違いにより評価結果が偏ってしまうバイアスをいいます．これらは研究者側で生じることもあれば，対象者側で生じることもあります．

　情報バイアスの例として，喫煙と心筋梗塞の発症を調べる研究において，研究者側が喫煙に関する情報を知っていると，喫煙者に対しては念入りにチェックしようという意識が働き，心筋梗塞ありと診断する機会が増えてしまうかもしれません．測定バイアスの例として，画像診断や効果の判定基準が測定者によって異なる，血圧測定で使用する血圧計や患者の安静度が違う，といったことがあります．他にも，ランダム化比較試験において盲検化されているかどうかにより情報バイアスが大きく関与します．**非盲検（open-label）の研究は介入の有無が分かり，情報バイアスのために研究結果の妥当性が低くなります**（盲検については Q11 参照）．

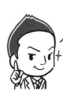

ここはおさえて！

データやアウトカムの取得・測定方法に問題がないか考える

なんか検査の仕方が違うような…

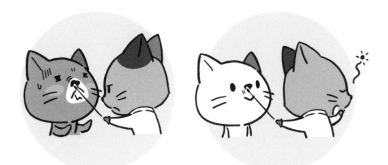

③ 交 絡

　交絡については以前の説明を参考にしていただけたらと思いますが（☞ Q4），臨床研究，特に観察研究において交絡がしばしば問題になります．**ランダム化比較試験はその交絡の影響を最小限にしたデザイン**ですが，**観察研究では患者背景の違いやリスクファクターとアウトカムの関係を調査するときに，**

通常，**交絡因子で調整**しなければいけません．論文上では交絡因子と明記されることは少なく，何で調整したかについてだけ記載されることが多いです．**多変量解析ではどんな因子で調整しているかについてチェック**しましょう．臨床研究においては Table 1 などで患者背景がまとまっていることが多く，その中で調整すべきものは何か（実際に十分に調整されているか），Table にはないけれど存在しうる交絡は何か，といったことを考えます．

　注目している因子とアウトカムの関係が病態や状況を含めて妥当かどうかも参考になります．例えば，ライターの所持数と肺癌が関連するという結果があったとしても，ライターが肺癌を発症させるというのはどうも納得しにくい結果ですよね．実際には喫煙が交絡因子として関与している結果なので，病態や状況を考慮しても説明しづらい関連は要注意です．ただし，**診断・予後モデルの因子はあくまでモデルの予測性能のための因子なので，病態に直接関係なくても大丈夫です．また，リスクファクターもアウトカムと関連していても，全てが直接的に病態に関与しているわけではないのでその点には注意しましょう．**

ここはおさえて！

> 交絡への対応が十分か考える

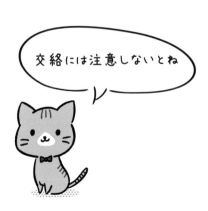

交絡には注意しないとね

▌内的妥当性の低い研究には要注意

　バイアスの中でも交絡の問題はある程度は統計学的に調整することが可能ですが，**選択バイアスと情報・測定バイアスは調整することはできないため，プロトコールの作成段階で生じないように注意**する必要があります．NEJM，The Lancet，JAMA といったトップジャーナルに掲載されている論文はバイアスが少ない（内的妥当性の高い）論文が多いです．

　残念ながらバイアスは論文の Title と Abstract からは分からないことが多いです．本文の Methods をしっかり読んではじめて分かるバイアスも多々あります．また，**Results の患者フローなどでバイアスの存在に気づく**こともあります．自分で論文を探す際，Title と Abstract だけで結果をそのまま鵜呑みにしないように気をつけましょう．

・研究の結果が正しいかどうか，バイアスに注目して内的妥当性を検討する

・バイアスとは求めていた真の結論からズレて誤った結論に至ってしまう要因のことで，選択バイアス，情報・測定バイアス，交絡が代表的

・Title と Abstract からはバイアスに気づかないことも多い

・「選ばれた対象者は仮説を検証するのに適切か」「データやアウトカムの取得・測定方法に問題はないか」「交絡への対応は十分か」を考える

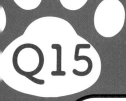

結果を一般的に適用できるか，
外的妥当性について評価しよう

 内的妥当性について何となく理解できましたか？

 難しいですけど，重要なポイントはよく分かりました！

 バイアスを意識して読めるように頑張ります．

 いいですね！ 研究にはバイアスが潜んでいることを知り，ちょっとでも意識できるようになれば OK です．知らないと表面上の結果に流されてしまいますので．

 論文だからって結果を全て鵜呑みにしてはいけないんですね．

 次は外的妥当性について考えてみましょう！

▌結果は目の前の患者に適用できる？

　繰り返しになりますが，**臨床研究は患者にはじまり，最終的に患者のために還元されるもの**です．これは論文を読むときにも大事で，最終的にこの研究の結果を患者にどう活かせるかということを考えましょう．1 つの研究で診療の全てが変わってしまうことはまずありませんが，そのときどきの判断材料の 1 つにはなります．**外的妥当性というのは簡単に言うと一般化可能性のことで，研究結果を一般的（研究の集団以外）にも適用できるか**検討します．

　例えば，脂質異常症の患者を対象にコレステロールを低下させる介入試験があり，コレステロールを低下させることで心血管リスクの低下につながったとします．この結果を全ての脂質異常症患者に適用していいでしょうか？ 対象者の多くに心筋梗塞の既往があったのであれば，その研究結果を心筋梗塞の既往のない人も含めて脂質異常症患者全例に当てはめることは，心血管リスクの違いからも難しいかもしれません．また，米国で施行された糖尿病患者を対象

にした臨床研究があったとします．その結果をそのまま日本人の糖尿病患者に
そのまま当てはめられるかどうかについても，慎重に判断する必要があります．
欧米では BMI 30 ～ 35 程度の肥満糖尿病患者が非常に多いのに対し，日本人
ではそこまで BMI が高い人はそれほど多くはありません．さらに人種や冠動
脈疾患のリスクも大きく異なります．

ここはおさえて！

研究の結果を一般的に適用できるか考える

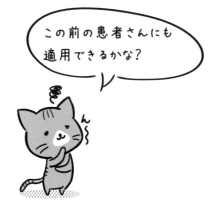

この前の患者さんにも
適用できるかな？

┃広い視野で結果を考える

　完全に目の前の患者と同じ条件で対象者が選択され，実施された研究はまず
ありません．たとえ同じ条件のように見えても，研究が施行された施設と自分
の施設では細かい点を含めて多くの違いがあるかもしれません．条件の違いを
どこまで許容し適用するかについて完璧な答えはなく，意見が分かれることも
しばしばあります．
　外的妥当性を考えるうえで，**まずは選択基準・除外基準といった対象者の条
件や疾患の病態を考えましょう**．それだけでも研究結果を目の前の患者に適用
できるかどうかを判断するための重要な材料になります．ただし，前述の人種

の違いなどを越えて病態的に広く結果を適用することが妥当と考える場合もあれば，特殊な状況下でのみ適用できると考える場合もあり，結構難しい問題です．また，**期待される効果，医療費，副作用，実現可能性なども考慮**したいところです．さらに，アウトカムも代用アウトカム（☞ Q9）であった場合は結果の扱いはより慎重になります．最終的には，患者とリスクやベネフィットを話しながら決定するのがエビデンスに基づいた真の医療と言えます．

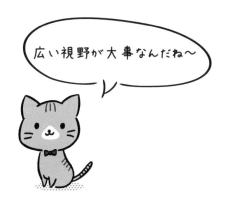

ここはおさえて！

対象者の条件や疾患の病態から外的妥当性を考えるとともに，期待される効果，医療費，副作用，実現可能性なども考慮する

広い視野が大事なんだね〜

みんなで妥当性を議論する

　内的妥当性や外的妥当性など**研究の妥当性を議論するのも抄読会の醍醐味**の1つだと思います．まだ経験の少ない研修医にとっては，多くの論文を読み実際に患者を診ている**上級医の意見を聞くことで研究の妥当性についての理解を深める**ことができます．「この研究にはこの点にもLimitationがあるね」とか「日本人と欧米人で効果が異なるから患者さんに使う機会は少ないかも」とか，上級医からいろいろなコメントをもらえることが多いです．そして臨床現場の声を聞くことで，臨床研究が患者のために施行されているということもより一層

実感できると思います．一人で論文を読んだり同僚と一緒に輪読会をしたりしてもまず得られない意見が抄読会では得られます．

・外的妥当性とは一般化可能性のことで，結果を一般的（研究の集団以外）に適用できるか考える

・完全に目の前の患者と同じ条件で施行された研究はまずない

・対象者の選択基準や疾患の病態から外的妥当性を考えるとともに，期待される効果，医療費，副作用，実現可能性なども考慮する

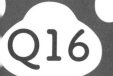

Q16 抄読会では どう発表したらいいですか？

ポイントをおさえて発表することで，
抄読会をより有意義な時間にしよう

 実際に抄読会はどうやって発表するんですか？

 確かに．教わることなかったですね．論文で書かれていることを全部読んだほうがいいですか？

 発表の仕方を決めている施設もあるようですが，一般的にこう発表するという決まりはありませんよ．

 何かお勧めの発表の仕方はありますか？

 私も知りたい，ぜひ教えてください！

 じゃあ，発表する際におさえるべきポイントを考えてみましょう．

限られた時間の中でどう発表する？

　論文の内容を全て発表することが悪いわけではありません．Original Article には単語数の制限があり，だいたい 3,000 〜 3,500 words で書かれています．研究者からするとこの中に言いたいことを全て詰めたいので，必然的に大事な文章だけが残っていきます．**研究の背景から方法・結果・考察に至るまで，論文に無駄な部分はありません**．重要な論文であればあるほど，記載されている全ての内容を知りたいところです．しかし，診療科の皆が集まれる時間も限られているのが現実で，ある程度ポイントをおさえた発表を求められることが多いように思います．

論文に無駄な部分はないが，発表時間の制約があればポイントをおさえて発表する

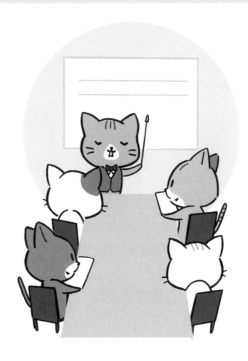

▌発表には何を用意する？

　研修医も忙しいので，**プレゼンテーション用の原稿の作成以外にはできる限り時間を費やしたくない**ところです．筆者はプレゼンテーション用の原稿と抄読会参加人数分の論文のコピー（両面印刷可）だけでよいと思っています．カラーでないと分かりにくい図表もあったりしますが，コストの点から基本的には白黒印刷で OK です．図表で分かりにくい部分は発表者が適宜説明を加えましょう．また，本文に載せることができなかった図表が supplemental tables や supplemental figures としてまとめられていることもあります．その場合はそれも配布資料としてコピーしておきましょう．また，抄読会に集まる上級医

達は自分で論文を読むことができるので，論文そのものがあったほうが細かい点まで内容を確認できるので好まれます．プレゼンテーション用の原稿は必須ではありませんが，抄読会の時間も限られているので，スムーズに発表するためにも原稿を用意することをおすすめします．**診療科によってはスライドで発表することが必要な科もあるようなので，その場合はそのやり方に従って用意しましょう**．スライド作りもそれなりに時間がかかるので避けられたら避けたいところですよね……．

> **抄読会のとき用意するもの**
> ・自分用：プレゼンテーション用の原稿，論文のコピー
> ・参加者用：論文のコピー
> ＊ supplemental tables & figures があればそれも用意する

プレゼンテーション用の原稿の作り方

① Title page

まず**何でこの論文を選んだか簡潔に説明**します（例：糖尿病とサルコペニアの関係に興味があったのでこの論文を選んだ，など）．そして，**ジャーナル名，掲載された年月，タイトル**を言いましょう（例：2023 年 1 月に Diabetes Care に掲載された「タイトル：XXXX」など）．著者名や著者の所属施設も Title page に書いてありますが，そこは話す必要はありません．論文を渡しているので知りたい人は勝手にチェックしているので大丈夫です．

② Abstract

次に Abstract がきますが，できればここは省略せず**全て発表**しましょう．参加者にとってははじめて読む論文かもしれませんので，いきなり本文ではなく Abstract のワンクッションがあったほうが理解しやすいと思います．聞いている上級医達はある程度タイトルと Abstract からこの段階で PECO/PICO（☞ p52）などをイメージして本文に突入することが多いです．ただし，診療科によってはいきなり本文から読むことが慣例になっているところもあるようです

し，時間的にも厳しければここは割愛してもよいと思います．

③　Introduction

　最初に研究対象疾患の一般的な背景が書かれています．勉強になる部分ですが，**発表の際には簡単にまとめましょう**．すでにこの部分に関しては専門医であったら当たり前の内容も多いです．

　この Introduction で重要なのは，
・対象とする疾患や研究領域の課題は何か？
・先行研究によりどこまで分かり，何が分かっていないのか？
・今回の研究の目的は何か？
といったことが分かるように説明することです．

④　Methods

　まず今回の研究が，
・どこで（場所/セッティング）
・いつからいつまで（期間）
・どのような人に（対象者）
・どのような研究デザイン
で施行されたか説明しましょう．**データベースを用いた研究であればどのようなデータベースであるのか説明**しましょう．対象者についての**選択基準（inclusion criteria）と除外基準**（exclusion criteria）は妥当性を考えるうえでも重要なので，しっかりと説明しましょう．このあたりのことについては Methods の本文の前半にまとまっていることが多く，そのまま単純に訳していけば大丈夫だと思います．

　次に，研究の中で**重要な治療や検査などの詳細な方法，測定項目の定義，評価の仕方，主要評価項目・副次評価項目**などを説明しましょう．ここはそれぞれ論文上に小見出しがついて独立していることも多いので，論文に記載されている通りに順番に説明していきましょう．

　Methods の最後は統計解析の説明になっています．ここは内容的にも難しいと感じることが多いかもしれません．そして，自分の理解が十分ではない場合にどのように説明するか悩むことも多いと思います．一方，研究に慣れれば

慣れるほど統計解析の部分もしっかりと知りたくなるもので，研修施設における上級医達は統計解析の部分についても発表してほしいと思っているかもしれません．詳細までは必要ないと思いますが，**評価項目に対しどのような方法で解析したかについて本文に記載されている部分はできるだけ説明（単純に訳すだけで OK）しましょう**（例：主要評価項目に対してコックス比例ハザード分析が用いられた，など）．

　観察研究ではどのような因子で調整したか，検証のために追加でどのような解析を行ったかといった内容も書いてあるので，**できればそこも説明しましょう**．ランダム化比較試験ではサンプルサイズの算出についての記載などもされますが，そこは省略しても構いません．ただし，**ITT 解析か，on treatment 解析か**といった点には触れましょう．

⑤　Results

　全ての図表を説明できれば OK ですが，結果的に Results の全ての文章を読むことになることもしばしばあります．図表ごとに必ず本文に説明がありますので，順番に説明していきましょう．また，supplemental table や figure に関しても説明しましょう．ジャーナルごとに本文に掲載できる図表の数は決まっていて，それ以外の図表は supplement として別に扱われます．重要だけれども supplement になっている図表も結構あるので説明したほうがいいです．

⑥　Discussion

　最初の段落に研究結果が簡潔にまとめられていますので，ここは全て発表しましょう．また，次の段落以降にある**主要評価項目に関する考察についても発表**しましょう．副次評価項目に関する内容については状況により省略しても構いません．しかし，興味深い結果については抄読会でも注目されますし，考察されていることが多いので発表しましょう．

　Discussion の後半にある **Limitation の段落についてはできるだけ全て発表**しましょう．上級医になると Limitation を読まなくてもこの研究にどんな限界点があるか分かる方も多いかもしれませんが，内的妥当性や外的妥当性について皆で考える際の材料としては読んだほうがいいと思います．最後に研究で一番強調したい点で締められていますのでそこを読んで本文を締めます．

⑦　論文の批判的吟味（余裕があればトライ！）

批判的吟味をすることの重要性については前述の通りで，余裕があったらぜひやってみましょう．研究の内的妥当性と外的妥当性についての考えを発表したり，上級医達にコメントをもらったりしてもいいと思います．

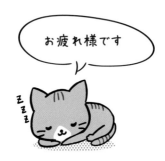

お疲れ様です

▌PowerPoint での発表が必要な場合

診療科によっては抄読会で PowerPoint を使って発表することが求められるかもしれません．そのときは必要な内容や形式を開いて PowerPoint でスライドを作成しましょう．**発表時におさえておくべきポイントは同じです．**PowerPoint での発表の際も，全員分の論文のコピーはあったほうがいいと思いますので，コピーして配布しましょう．

①　スライドの基本的な設定
・スライド 1 枚につき 10 行前後まで，できるだけ箇条書き（長い文章は避ける）
・フォントは日本語にはメイリオ，英数字には Verdana もしくは Segoe UI がオススメ
・フォントサイズは 20 ～ 40 ポイント（Pt）程度

②　スライドの基本的な内容
・前述の「プレゼンテーション用の原稿の作り方」で記載した内容をスライドにまとめる

・Title page は，PDF からスナップショットで論文のタイトルと著者までを撮影して，コピペしてもよい．ジャーナル名，出版年月日も記載する．
・時間が限られていれば Abstract は割愛し，Introduction からの開始も可．
・Results では論文の図表をコピペしてスライドに入れ，ポインターを使いながら説明する．

・論文に無駄な部分はないが，抄読会の発表時間が短ければポイントをおさえて発表する

・特に決まりがなければ，プレゼンテーション用の原稿と抄読会参加人数分の論文のコピーを用意する

・Title から Discussion までポイントをおさえて発表する

・PowerPoint での発表を求められた場合もおさえておくべきポイントは同じ

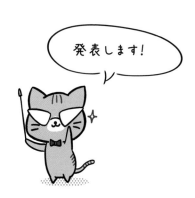

発表します！

Q17 論文に対する Letter って何ですか?

> 世界中の医療者と研究結果を
> 考えるためのものです

 抄読会お疲れさまでした. 盛り上がりましたね.

 論文1つとっても奥が深いですね.

 その論文に対して皆さん鋭い批判的コメントをしていたので, 余裕があれば Letter 書いてみましょうか?

 何ですか Letter って?

 よく分からないけど凄く興味はあります!

 じゃあ, 最後に Letter について勉強してみましょう.

Letter って何?

　前述のように論文の種類はいろいろありますが (☞ p7 の表2), **抄読会で読んだ Original Article に対して問題点や注目すべきポイントなど自分の考えを短くまとめ, Letter という形式でジャーナルに投稿**することができます. ジャーナルによって, Letter, Letter to the Editor, Comment, Correspondence など呼び方も若干異なります. 比較的多くのジャーナルで Letter を受け入れていますので, しっかりと論文を読み, 有用なコメントを報告できそうなら, Letter を出してみましょう.

ここはおさえて!

> 抄読会で読んだ Original Article に対して, 自分の考えを Letter としてジャーナルに報告できる

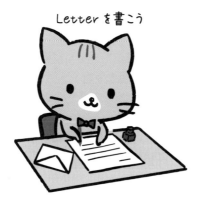

Letter を書こう

世界中の医療者と研究結果を考える

Letter がアクセプトされると，そのジャーナルに著者の名前とともに掲載されます．そして，Letter を介して世界中の医療者が研究結果を考えます．また，Letter がアクセプトされると **PubMed の検索にも引っかかる**ようになります．

Letter の 1 例

Tsujimoto T, Yamamoto-Honda R. Effects of intensive glycaemic control on ischaemic heart disease.
Lancet. 2015 Mar 28;**385**(9974):1180. PMID: 25845791

実際に Letter がアクセプトされると世界とつながり医療に貢献できたと感じますし，結構嬉しいものです．筆者も若いときに Letter を書いて，それがアクセプトされたときは大変嬉しかったのを覚えています．ただし，Letter はあくまで Letter で，Original Article とは違うので，自分が論文を書いたつもりになってはいけません．Research Article でも同様です．**PubMed で Letter かどうかを見分けるポイントの 1 つとして，Letter には Abstract が掲載されないので「No abstract available」と表示**されます．

ここはおさえて！

Letter はアクセプト後ジャーナルに掲載され，Letter を介して世界中の医療者が研究結果を考える

Letter の特徴について

Letter には以下のような特徴があります．

・単語数の制限が厳しい：200 ～ 400 words 前後
・新しい Original Article が対象：掲載されてから数週以内の論文が対象
・著者人数の制限あり：3 ～ 5 人
・参考文献の制限あり：3 ～ 5 文献

　具体的には実際に Letter の投稿を考えているジャーナルの規約を見ていただきたいですが（各ジャーナルのホームページの「For authors」「Information for authors」「Instructions for authors」などと書いてある部分に Letter に関する規約の詳細があります），参考までに代表的なジャーナルの規約を簡単に載せておきます（**表1**）．Research Letter では図表を投稿することも可能ですが，通常の Letter では文章のみで大丈夫です．

表1　代表的なジャーナルに対する主な Letter 規約

NEJM	JAMA
単語数：175 words まで 投稿期限：論文掲載後 3 週以内 著者人数：3 人まで 参考文献：5 文献まで	単語数：400 words まで 投稿期限：論文掲載後 4 週以内 著者人数：3 人まで 参考文献：5 文献まで
The Lancet	**Annals of Internal Medicine**
単語数：250 words まで 投稿期限：論文掲載後 2 週以内 著者人数：5 人まで 参考文献：5 文献まで	単語数：400 words まで 投稿期限：論文掲載後 4 週以内 著者人数：5 人まで 参考文献：5 文献まで

何を書けばいいの？

特に決まりはないですが，非常に限られた単語数なので，簡潔で明瞭なコメントが求められます（**表2**）．**Letter の最初の文は，論文上の主な結果や注目したポイントを著者らに敬意を払いながら記載**しましょう．そのうえで，**表2**のようなことをコメントします．当たり前の内容ではもちろんダメで，著者らが気づいていない点（論文上に記載されていない点）や，注目されていないけど重要な結果などについてコメントしましょう．研究の結果は正しいか（内的妥当性），研究結果を一般化できるか（外的妥当性）といった点に注目して論文を批判的に吟味することで見えてくる内容が多いです．

表2　Letter の主な中身

> ・（論文上で考慮されていない）結果に影響を与える病態や背景
> ・（論文上の考察にない）結果を説明する病態や背景
> ・（論文上で注目されていない）重要な解析結果
> ・（論文上で触れられていない）患者への適応や問題点
> ・結果から考えられる新たな仮説
> ・考察に対する反対意見
> ・解析の間違い　　　　　　　　　　　　　　　　　　　　　　　　　　など

誰が著者？　誰と作業？

実はここが結構難しい点です……．Letter の著者人数には制限があるためその診療科のメンバー全員を含めることはできません．**理想だけを言うと，臨床論文を何本か報告したことがある上級医と作業することが最もお勧め**です．英文校正や投稿作業などはじめてだと分からないことがとにかく多いと思いますので，いろいろな点でサポートしてもらえる上級医は大変貴重です．著者人数が3名であれば自分，上級医，診療科長の3名になることが多いかもしれませんが，現実的には難しい状況も多々あるかもしれません．**まずは診療科長に相談**してみましょう．もし Letter を投稿しにくい環境であったならば，不要な苦労は避けたほうがいいので次の機会を待ちましょう．

ここはおさえて！

臨床論文を何本か報告したことがある上級医と作業するのが
理想的

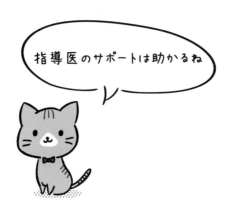

指導医のサポートは助かるね

今後の臨床研究にむけて

　実はこの **Letter を投稿する作業は，Original Article を投稿する作業と似て
います**．中身はもちろん違いますが，出来上がった Letter をそのまま投稿す
るのではなく，まずは英文校正にかけて英語をネイティブにチェックしてもら
います．その後，ジャーナルの投稿画面で登録後にログインして，投稿作業を
することになります．専攻医・専門医になり臨床研究を開始し，論文を投稿す
る際の準備運動にもなりますので，良いコメントができそうなら積極的にトラ
イしましょう．また，臨床研究のはじめ方や英語論文の書き方についてもコツ
がありますので，筆者の『これで解決！みんなの臨床研究・論文作成』（医学
書院，2021 年）などを参考にしていただければ幸いです．

ここはおさえて！

Letter の投稿作業は Original Article の投稿作業と似ている

まとめ

・抄読会で読んだ論文を批判的に吟味し，Letter の投稿にトライ
しよう

・Letter がアクセプトされるとジャーナルに掲載され，世界中の
医療者が Letter を介して研究結果を考える

・Letter は臨床論文を何本か報告したことがある上級医と作業で
きれば理想的

・中身は違うものの，Letter は Original Article と投稿作業が
似ている

Column 7

論文は毎回全部読まなくちゃいけないの？

　まず，抄読会での論文は全部読みましょう．これは論文を読むことに慣れるだけでなく，今後自分が研究をしたり，論文を書いたりするうえでも重要です．全部読むことで論文に慣れ，どこに何が書いてあるか常にイメージできるようにしましょう．

　では，抄読会以外のときはどうしましょう？論文を読むことに慣れた人でも全文を読むとなると結構時間がかかります．そして，次から次へと研究結果が発表されることを考えると，1つの論文にたくさん時間を費やすことは避けたいですよね．もちろんこれから研究しようとしているテーマであったり，診療に影響を与える重要な論文であったりすればできる限り細かく読みたいですが，それ以外の知識として知っておきたい程度の論文に関してはかいつまんで読むだけでもよいと思います．筆者もAbstractだけ読むことも多いですし，興味深い内容のものは「Abstract」→「論文の図表」→「Discussionの最初の段落」→「もう一度Abstract」という感じで読むこともあります．内容によっては対象者やアウトカムの詳細を確認したり，解析方法を確認したりします．簡単に読む際の論文の読み方は人によって違いますし，論文の内容によって様々だと思います．状況に応じて強弱をつけて論文に向き合っていきましょう．

各専門分野でお勧め！
専門誌のトップジャーナル一覧

ローテーション中の科の指導医にも聞いてみましょう．
QR コードから各ジャーナルのホームページリンク集に飛べます．
関連する分野では，内科・外科どちらの研究も扱っていることもあります．

総合誌 （☞ Q1 参照）

- **New England Journal of Medicine（NEJM）**
- **The Lancet**
- **JAMA**
- **The BMJ**

一般内科 （内科領域を広く扱うジャーナル）

- **Annals of Internal Medicine**
- **JAMA Internal Medicine**

循環器，血圧関連

- **European Heart Journal**
- **Journal of the American College of Cardiology**
- **Circulation**
- **JAMA Cardiology**
- **Hypertension**
  European Heart Journal, Journal of the American College of Cardiology,

Circulation はさらに内容によってより専門性の高いジャーナルを出しています
が（例：Circulation: Cardiovascular Interventions など），それらは専門性がか
なり高いので，知識がないうちは避けておいたほうが無難です．

消化器，肝臓関連

- The Lancet Gastroenterology & Hepatology
- Gastroenterology
- Gut
- Hepatology
- Journal of Hepatology

呼吸器関連

- The Lancet Respiratory Medicine
- American Journal of Respiratory and Critical Care Medicine
- European Respiratory Journal
- CHEST
- Thorax

がん，腫瘍関連

- The Lancet Oncology
- JAMA Oncology
- Journal of Clinical Oncology
- Annals of Oncology
- Journal of the National Cancer Institute
  がん，腫瘍を扱う診療科であれば関連する論文あり．

血液内科

- The Lancet Haematology
- Blood
- Leukemia
  がん，腫瘍領域のジャーナルにも血液疾患の論文あり．

脳，神経関連

- The Lancet Neurology
- JAMA Neurology
- Neurology
- Stroke

精神科

- The Lancet Psychiatry
- JAMA Psychiatry
- The American Journal of Psychiatry
- The British Journal of Psychiatry

腎臓内科

- Journal of the American Society of Nephrology
- Kidney International
- American Journal of Kidney Diseases

膠原病科

- The Lancet Rheumatology
- Annals of the Rheumatic Diseases
- Arthritis & Rheumatology

アレルギー関連

- The Journal of Allergy and Clinical Immunology
- Allergy

糖尿病科

- The Lancet Diabetes & Endocrinology
- Diabetes Care
- Diabetologia

内分泌科

- The Lancet Diabetes & Endocrinology
- The Journal of Clinical Endocrinology & Metabolism
- Thyroid

感染症科

- The Lancet Infectious Diseases
- The Lancet HIV
- The Lancet Microbe
- Clinical Infectious Diseases
- The Journal of Infectious Diseases

小児科

- The Lancet Child & Adolescent Health
- JAMA Pediatrics
- PEDIATRICS

救急，集中治療関連

- American Journal of Respiratory and Critical Care Medicine
- Intensive Care Medicine
- Critical Care Medicine

一般外科（外科領域を広く扱うジャーナル）

- JAMA Surgery
- Annals of Surgery
- British Journal of Surgery

整形外科，骨関連

- The Journal of Bone & Joint Surgery
- The American Journal of Sports Medicine
- Journal of Bone and Mineral Research

心臓血管外科

- The Journal of Thoracic and Cardiovascular Surgery
  循環器領域のジャーナルにも関連論文あり.

産婦人科

- American Journal of Obstetrics & Gynecology
- Obstetrics & Gynecology

泌尿器科

- European Urology
- The Journal of Urology

耳鼻咽喉科

- JAMA Otolaryngology-Head & Neck Surgery
- The Laryngoscope
- Otolaryngology-Head and Neck Surgery

皮膚科

- JAMA Dermatology
- Journal of the American Academy of Dermatology
- British Journal of Dermatology

眼科

- JAMA Ophthalmology
- Ophthalmology

放射線科，核医学関連

- Radiology
- European Radiology
- Clinical Nuclear Medicine
- The Journal of Nuclear Medicine

麻酔科

- Anaesthesia
- British Journal of Anaesthesia
- ANESTHESIOLOGY

おわりに

　本書は，これから臨床論文を読む研修医の皆様に対し，論文を読むうえで知っておいてほしい内容を中心に記載しました．そして，多忙な研修生活を送る中で回ってくる抄読会に対し，可能な限りうまく時間を使えるように役に立つ内容をまとめました．研修医の時期が忙しいのは言うまでもないことですが，医師として最も大きく成長する時期でもあります．そして，その時期だからこそ限りある時間をバランス良く配分し，多くのことを吸収してほしいと思います．

　抄読会もこれからさらに成長するために必要な時間ではありますが，何も知らないまま臨むと必要以上に膨大な時間を費やしてしまいます．さらに，抄読会が論文の和訳を発表するだけの会になってしまうと，そこに成長はありません．論文を読む力がつかないまま無情にも月日が経過していきます．抄読会をそのような時間にしないためにも，最初に臨床論文を読むためのコツをつかんでおくことが重要です．抄読会の時間を上手に使い，臨床論文を読む力を高めておくことで，その後の医師人生をより有意義に過ごすことができると思います．研修医の皆様は研修修了後に専攻医・専門医へと進んでいくわけですが，その時期に多くの方が臨床研究をはじめます．臨床論文を読めることが臨床研究の最初の一歩と言っても過言ではなく，抄読会を通じて経験したことが大変活きてきます．本書を通じてこれから皆様がさらに飛躍することを期待しております．

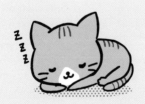

索 引

🐾 欧 文

辻本　哲郎
つじもと　てつろう

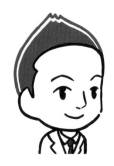

虎の門病院分院　糖尿病内分泌科　部長

経歴

　2005 年金沢大学医学部卒，国立国際医療
センター（現・国立国際医療研究センター）
で研修後，同センター糖尿病代謝内分泌科
に勤務．2020 年より虎の門病院分院糖尿病
内分泌科医長，2023 年より現職．

専門医，資格など

日本内科学会総合内科専門医・指導医
日本糖尿病学会専門医・指導医
日本内分泌学会専門医・指導医
日本高血圧学会専門医・指導医
臨床研修指導医
医学博士（甲）

論文，著書

　『Journal of the American College of Cardiology』『Diabetes Care』
『Hypertension』など各分野のトップジャーナルの Original Article を
含め，筆頭著者としての論文報告数は 50 本近くあり．また，『これで解
決！みんなの臨床研究・論文作成』（医学書院）や『できる！糖尿病診療』
（南江堂）などの書籍も執筆．

Editor，Reviewer

　『Cardiovascular Diabetology』などいくつかのジャーナルの Associate
Editor を兼務．また，『The Lancet Diabetes & Endocrinology』『JAMA
Cardiology』『Annals of Internal Medicine』『Journal of the American
College of Cardiology』『Diabetes Care』など数多くのジャーナルの
Reviewer．

臨床論文デビュー　抄読会"最短・最速"攻略術

2024 年 2 月 1 日　発行	著　者　辻本哲郎
	発行者　小立健太
	発行所　株式会社 南 江 堂

〒113-8410 東京都文京区本郷三丁目 42 番 6 号
☎(出版) 03-3811-7198　(営業) 03-3811-7239
ホームページ https://www.nankodo.co.jp/

印刷・製本 壮光舎印刷
装丁 渡邊 真介

Journal Club Debut: Strategies for Efficient Reading
© Nankodo Co., Ltd., 2024

定価は表紙に表示してあります.
落丁・乱丁の場合はお取り替えいたします.
ご意見・お問い合わせは,ホームページまでお寄せください.

Printed and Bound in Japan
ISBN978-4-524-20687-2

本書の無断複製を禁じます.

JCOPY 〈出版者著作権管理機構 委託出版物〉
本書の無断複製は,著作権法上での例外を除き禁じられています.複製される場合は,そのつど事前に,
出版者著作権管理機構(TEL 03-5244-5088, FAX 03-5244-5089, e-mail: info@jcopy.or.jp)の許諾
を得てください.

本書の複製(複写,スキャン,デジタルデータ化等)を無許諾で行う行為は,著作権法上での限られた例
外(「私的使用のための複製」等)を除き禁じられています.大学,病院,企業等の内部において,業務
上使用する目的で上記の行為を行うことは私的使用には該当せず違法です.また私的使用であっても,代
行業者等の第三者に依頼して上記の行為を行うことは違法です.

みんなの疑問はこれで解決

できる！糖尿病診療

著

辻本 哲郎

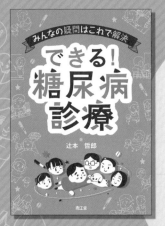

食事療法，運動療法，薬物療法…
何となくでやっていませんか？

『糖尿病診療ガイドライン 2019』の作成に携わった著者が，エビデンスと実践を結びつける解説で，糖尿病診療の疑問をスッキリ解決！これから糖尿病診療を学びたい，あるいはもう一度糖尿病診療を見直そうとしている医療者に向け，糖尿病診療の「ここは押さえておきたい」という内容 とその根拠を簡潔にまとめた．糖尿病診療に関する最新知識が得られ，診療の実践にも自信をもつことができる 1 冊．

A5判・308頁　2022.7.
ISBN978-4-524-23157-7
定価**4,180**円（本体3,800円+税10%）